恶性肿瘤中医辨治与案例

编 著 赵智强 赵延华

中国中医药出版社
·北京·

图书在版编目（CIP）数据

恶性肿瘤中医辨治与案例／赵智强，赵延华编著. —北京：中国中医药出版社，2015.1

ISBN 978-7-5132-2108-5

Ⅰ.①恶… Ⅱ.①赵… ②赵… Ⅲ.①癌—辨证论治 Ⅳ.①R273

中国版本图书馆CIP数据核字（2014）第252775号

中 国 中 医 药 出 版 社 出 版

北京市朝阳区北三环东路28号易亨大厦16层

邮政编码　100013

传真　010 64405750

北京市泰锐印刷有限责任公司印刷

各地新华书店经销

＊

开本 880×1230　1/32　印张 8　字数 181 千字

2015 年 1 月第 1 版　2015 年 1 月第 1 次印刷

书号 ISBN 978-7-5132-2108-5

＊

定价 30.00 元

网址　www.cptcm.com

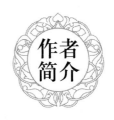

作者
简介

　　赵智强，医学博士、教授、主任中医师、博士生导师，南京中医药大学临床医学实验研究中心主任、中医内科急难症研究所副所长、国医大师周仲瑛传承工作室副主任、国家中医药管理局三级实验室主任、国家科技奖评审专家、国家自然科学基金项目评委、教育部项目网评专家、全国中医药行业高等教育"十二五"研究生规划教材《中医临床思维方法》副主编。

　　赵智强教授早年曾师从国医大师周仲瑛攻读内科博士学位，系周仲瑛学术传承人之一，研究领域以中医内科疑难病辨治为主，多年来出版教材及专著14部，其中主编或编著7部，发表学术论文80余篇，主持、参与国家及省部级纵向课题20余项。赵智强教授在中医疑难病成因方面提出了较为系统、全面、完整的"毒邪学说"，并广泛运用于内科各种疑难疾病，在恶性肿瘤、系统性红斑狼疮、慢性肝炎、流行性出血热、慢性肾衰竭、风湿性关节炎、复发性口腔溃疡、痛风、重症肌无力、面神经麻痹、脊髓瘤、部分慢性炎症及皮肤病等方面颇有研究，对传统中医病因病机学理论完善与丰富、内伤疑难杂病诊疗水平的提高，进行了研究与探讨。

　　在恶性肿瘤的中医辨治方面，赵智强教授经过多年的临床实践，系统地探讨了恶性肿瘤的基本病机、病证诊断要点、组方用药规律、不同病种与并发症的辨治等，从而初步建立了恶性肿瘤的中医辨治体系。

此外，赵智强教授还首次将生物药理效应法应用于中医临床，通过天麻钩藤饮工具药的临床相关研究，初步建立了中医复方药效动力学的临床研究方法，填补了国内外研究空白。为在中医临床分野内创立新的、符合中医现状的分支与交叉学科——中医临床复方药效动力学奠定了方法学基础，其成果获江苏省人民政府颁发的科学技术进步奖。

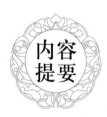

内容提要

　　全书共分上下两篇，上篇主要论述了作者对恶性肿瘤中医学术渊源的认识，并结合多年的临床体会，系统地探讨了恶性肿瘤的基本病机、主要临床表现、病证诊断要点、组方用药配伍、不同病种与并发症的辨治、临证备要及若干常见问题等，从而初步建立了恶性肿瘤的中医辨治体系。下篇实录了作者临床 31 例不同恶性肿瘤的具体治疗经过，并加按语，着重记述了作者对病机变化、治疗方法、组方配伍、诊疗过程中药物加减变化的认识。

　　该书适宜广大中医临床医师，特别是中、西医肿瘤临床专科医师阅读。亦可供中医理论与临床研究工作者、中医高等院校肿瘤专业研究生等阅读参考。

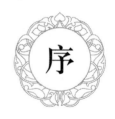

序

　　随着发病率不断上升，肿瘤已从少见病衍变为多发病、常见病，成为人类健康的首要杀手。面对患者的客观需求，中医药的参与愈益广泛而深入，从单一的扶正补虚与姑息治疗，发展到全方位应对，其在多个方面发挥了独特的优势，彰显了不可低估的价值。通过勤求古训、古为今用，使传统的有关肿瘤的理念和经验在临床中得到体现和证实，同时，又将辨病诊断和辨证论治逐步结合起来，借助西医学的诊查手段深化认识，为我所用。

　　早在 16 年前，赵智强先生就整理并发表了癌毒学说。癌毒学说是基于临床审证求因所获得感性认识而得出的理论，是中医界治癌普遍应用抗癌祛毒治则的客观反证，可提示癌毒是导致癌病的一类特异性致病因子。癌毒是在脏腑功能失调、气血郁滞的基础上，受内外多种因素诱导而生成，与相关非特异性病理因素杂合而为病的。邪盛生毒，毒必附邪，毒因邪而异性，邪因毒而鸱张。癌毒者，以痰瘀为依附而成形，耗精血自养而增生，随体质、病邪、病位而从化，表现证类多端，邪毒损正，因病致虚，在至虚之处留着而滋生，与相关脏腑亲和而增长、复发、转移。以上认识为应用解毒、攻毒等法治癌提供了理论依据。但从学术层面来看,中医肿瘤学的理论体系构建尚需加强,辨证论治的经验还需整理总结,疗效研究还要提高,应用西医学手段剖析机理的意识仍需强化。肿瘤的治疗只有从中医学的理念中寻求立足点,并在临床实践中点滴积累、系统整理,才能与时俱进,走自主创新之路。

今弟子赵智强就实践中的感悟而作专题著述,特为之序。

周仲瑛

2014 年 6 月 18 日

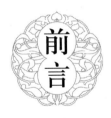

前言

恶性肿瘤已成为我国第一致死病因。依据恶性肿瘤的临床表现，中医学是可以辨证并治疗的，这已是众所周知的事情。早在16年前，据恶性肿瘤致病的剧烈性与发病后的难治性，笔者曾整理并发表了国医大师周仲瑛的癌毒学说。随着癌毒学说的研究与发展，其已可以解释恶性肿瘤的部分临床特点，如起病隐匿、致病剧烈、易伤正气、侵袭走注等，但这还远不是恶性肿瘤中医病机的全部。如何建立恶性肿瘤的辨证与治疗体系，以进一步有效指导临床实践，已成为中医临床医师与研究者们需要探索的问题。

首先是辨证体系的构建。其必须以病机认识为基础，因此就需有一个基于恶性肿瘤病理生理的中医病机认识。只有基于此基础之上的辨证体系，对临床才有指导价值。

恶性肿瘤的发生是多因子、多步骤的漫长生物学过程。正常细胞经癌因子启动、促癌因子作用、细胞遗传物质改变使基因表达失控，导致细胞形态和功能发生改变，逐步形成恶性细胞。对于这个过程，中医认为是外邪侵袭、饮食不节、情志失调、脏腑亏虚、高年体衰等多种因素导致正气亏耗，酿生癌毒所引起。

恶变的细胞将遗传信息传给子代，进而形成瘤体。中医学认为，癌毒一旦滋生，则可阻碍经络气机运行，津液不能正常输布而留结为痰，血液不能正常运行而停留为瘀，癌毒与痰瘀搏结，迅速增大，形成肿块。

癌肿可累及正常器官，导致相应器官功能的异常或衰竭。中医认为是癌瘤阻滞气机导致脏腑功能异常。如癌瘤蕴肺，则肺失宣肃，症见干咳、胸闷等；癌瘤滞胃，则胃失纳降，症见纳少、欲吐等；脑瘤阻滞窍机，则神明失用，出现神志昏蒙、头痛抽掣等。

侵袭与转移是恶性肿瘤的生物学特征之一，通常由局部浸润、种殖转移、淋巴转移和血液循环播散而实现。中医学将其中局部浸润称之为"侵袭"，将其种殖转移、淋巴转移和血液循环播散等称之为"走注"。

肿瘤后期可因恶病质而导致生命终结。中医可认为，癌瘤一旦形成，则掠夺水谷精微、阴血津液以自养，使机体因失养而虚弱，因虚弱而步入损途，终至衰竭而亡。

综上，恶性肿瘤的基本病机路线应是有了，即多种因素作用导致正气亏耗，酿生癌毒。癌毒一旦滋生，则搏结痰瘀，形成局部肿块；癌瘤阻滞气机，则可导致相关脏腑功能失调，进而耗伤气血津液，终使机体步入损途。

这几乎已能解释各种不同癌肿的具体病机。在疾病之初，不同癌肿均有癌毒滋生、搏结痰瘀，形成瘤体；病至中期，因癌瘤所着脏腑病位不同而出现相应的机能失调，这对不同的癌肿而言，是有显著区别的；后期癌邪伤正，多以气阴不足为主，也是不同癌病所共有的，但不同癌病的侵袭与走注方位是有区别的。

由此，建立相应病机与辨证体系已无大问题。那么，治疗体系呢？

根据基本病机路线，具体治疗所涉及的治法应大致包括四个方面：一则抗癌解毒，以绝其根本；二则化痰软坚、逐瘀散结，以消其局部肿块；三则调理脏腑功能，以顾其兼症；四则培益气、血、阴、阳，以复体虚。这大概可以构成中医治疗恶性肿瘤的基本路径与框架。以上除抗癌解毒外，其余三方面治疗内容在传统中医治法中已有实质内涵，包括适应病证、代表方或药物等。而在探讨抗癌解毒的具体内涵时，还是遇到了头痛的问题，因为注有"抗癌解毒"功效的中药在中医历代典籍中未见记载。

究竟有无抗癌解毒中药呢？如何发现、判定中药的抗癌解毒功效便成了解决问题的关键。笔者以为，借助实验药理学的研究成果研究此问题是可行的，因为已有大量具有抗肿瘤生物效应的中药经过实验药理学研究被发现，这些被药理实验证实的、临床行之有效的具有抗肿瘤生物效用的中药是具有抗癌解毒功效的，如漏芦、白花蛇舌草、菝葜、莪术、石打穿、山慈菇、猫爪草、肿节风等。由于癌毒学说的创立及抗癌解毒中药的发现，抗癌解毒的实质内涵也已被赋予，这为治疗体系的建立奠定了基础。

探索之作，不足之处在所难免，还望同仁悉心教正，以便提高。

在本书的编著过程中，研究生弟子张博、何若瑜、张倩、王娟、黄淑霞、卢友琪、孙玲、韦堂军等参与了病案的整理与录入工作。在此，谨表谢意！

赵智强

2014 年 8 月

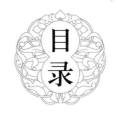

目 录

下篇 验案实录

上篇

总论

第一章 癌病文献溯源

　　一些癌病的临床表现、病因病机、治疗与预防等在中医古籍中是有记载的，而至今这些记载对中医辨治恶性肿瘤仍具有重要的参考价值。

一、症情描述

　　《素问·玉机真脏论》有云："大骨枯槁，大肉陷下，胸中气满，喘息不便，内痛引肩项，身热，脱肉……十月之内死。"其所述症状类似肺癌晚期临床表现，文中明确指出本病预后不良。又云："寒气客于肠外……因有所系，癖而内著，恶气乃起，息肉乃生，其始生也，大如鸡卵，稍以益大，至其成如怀子之状。"此似是对腹部恶性肿瘤临床表现的论述。

　　宋书《仁斋直指附遗方论》较早地对癌病做了形象地描述："癌者，上高下深，岩穴之状，颗颗累垂，毒根深藏。"

　　隋代巢元方提到"恶核者，内里忽有核，累累如梅李、小如豆粒……此风邪夹毒所成"，此症状描述与恶性淋巴瘤相近。清代祁坤《外科大成·论痔漏》中有"锁肛痔，肛门内外如竹节锁紧，形如海蜇，里急后重，便粪细而带扁，时流臭水，此无治法"的记载，该病证的症状描述与直肠癌基本相符。

二、病　因

中医学认为肿瘤的发生是外邪、七情、饮食不节，脏腑功能失调及老年体虚等多种病因综合作用的结果。同时，很重视内因，特别是精神因素、体虚不足及脏腑功能失调等在发病中的意义。

1. 外邪因素

中医文献指出，癌瘤的发生与外邪侵袭有关，认为人体被外邪所侵，易积久成病。外感寒邪可因机体血脉凝滞，经脉不通，久久而病，且寒邪每多为积聚之始，正如《内经》所谓"积之始生，得寒乃生，厥乃成积也""寒气客于肠外……因有所系，癖而内著，恶气乃起，息肉乃生，其始生也"。外感寒邪损伤机体阳气，肌肤骨节失于温煦，大肉坚凝，久而固着。《灵枢·百病始生》云："寒气上入肠胃，入于肠胃则䐜胀，䐜胀则肠外之汁沫迫聚不得散，日以成积。"

后世医家亦遵《内经》，如林佩琴在《类证治裁》中指出："初由寒气瘀血痰沫，交结于肓膜，久而盘踞坚牢，至元气日削，盘踞日深。"

《灵枢·九针论》所谓"四时八风之客于经络之中，为瘤病者也"，即提出了外邪"八风"停留在经络之中可成瘤病之观点。

除了寒邪致积之外，尚有风、湿、热互作者，如"脑湿，谓头上忽生肉如角，乃湿气蕴蒸冲击所生也""黑痣者，风邪搏于血气，变化生也""恶核者，是风热毒气，与血气相搏结成核生颈边，又遇风寒所折，遂不消不溃"。隋代巢元方认为："恶核者，内里忽有核，累累如梅李、小如豆粒……此风邪夹毒所成。"明朝李梴又云："郁结伤脾，肌肉消薄，外邪所搏而为肿者，其自肌肉肿起，按之实软，名曰肉瘤。"

2. 饮食因素

《内经》时代早就认识到内伤饮食乃是重要的致病因素，所谓"饮食自倍，肠胃乃伤""膏粱之变，足生大丁"。饮食精微有赖脾胃消磨，使水精四布，脏腑经络才得以生化润泽。若肠胃有伤，中州失固，升降失常，则水谷不化，精微反成痰沫，留着某处，即生有形之积。《医碥》认为："酒客多噎膈，好热酒者尤多，以热伤津液，咽管干涩，食不得入也。"《济生方》云："过餐五味，鱼腥乳酪，强食生冷果菜，停蓄胃脘……久则积结为癥瘕。"《景岳全书》谓："饮食无节，以渐留滞者，多成痞。"《证因脉治》承《灵枢·百病始生》之说："卒然多食饮则肠满，起居不节、用力过度，则络脉伤，阳络伤则血外溢，血外溢则衄血；阴络伤则血内溢，血内溢则后血。肠胃之络伤，则血溢于肠外，肠外有寒汁沫与血相抟，则并合凝聚不得散而积成矣。"

《济生续方》谓："饮食过度，或生冷过度，不能克化，致成积聚结块。"但可因所食不同而分别致病，所谓："食积、酒肉积、水积、涎积、血积、气积，皆因偏爱，停留不散，日久成积块。"具体如《医宗金鉴·茧唇》之"脾胃积火"、《外科正宗》之"因食煎炒，过餐炙煿……留注于唇"，多可致茧唇（唇癌）；《医学统旨》谓"酒面炙煿、黏滑难化之物，滞于中宫，损伤肠胃，渐成痞满吞酸，甚则噎膈反胃""鱼腥乳酪，强食生冷果菜，停蓄胃脘……久则积结为癥瘕"。

3. 精神因素

古代医家认为一些肿瘤的发生发展与精神因素有关，如《内经》认为噎膈是"暴忧之病"；《医宗金鉴》谓失荣证由"忧思恚怒，气郁血逆，与火凝结而成"。情志失调可影响机体脏腑气机，进而影响津液布化，致津停液聚，痰血郁结，日久而成积聚不得消散，所谓"内伤于忧怒……而积聚成矣"。

此类病因多导致噎膈与妇人癥瘕，《医学津梁》认为"忧郁不升，思虑太过，急怒不伸，惊恐变故，以致血气并结于上焦，而噎膈多起于忧郁，忧郁而气结……膻而生痰，久者痰结块胶于上焦"；《景岳全书》有"噎膈证必以忧愁、思虑、积劳、积郁而成"之论述。即噎膈病多是气机郁滞，经脉阻隔，积块痼结，所致上下不通，最后食管窄缩，饮食难进。正如医家张锡纯所谓："夫此时贲门已缩如藕孔，又加逆气痰涎以壅塞其间，又焉能受饮食以下达乎。"（《医学衷中参西录·治膈食方》）

情志所伤致病，郁而成积，每多为肝经、冲脉、任脉循行之处，如乳癖、乳岩、带下、癥瘕等。正如《医学正传》所言："此症多生于忧郁积忿之中年妇女。"朱丹溪指出"忧恚郁闷，晰晰积累，脾气消阻，肝气横逆""厥阴之气不行，故窍不得通而不得出，以生乳癌""憔不得于夫者，有之妇以夫为天，失于所天，乃生乳岩"。古代医家对乳岩病因阐述颇为详尽，如《外科正宗》所言"忧郁伤肝，思虑伤脾，积想有心，所愿不得志者，致经络痞惫，聚结成核"《妇人大全良方》所言"此属肝脾郁怒，气血亏损"等。

4. 体质与年龄因素

机体的体质状况和年龄因素对肿瘤的发生有着重要的影响。明代李中梓在《医宗必读·积聚》中有云："积之成者，正气不足，而后邪气踞之。"张景岳说："脾肾不足及虚弱失调之人，多有积聚之病。"徐春圃也指出："气血日亏，相火渐炽，几何不至于膈噎。"

此外，中医学还指出，年龄愈大，癌的发病率愈高。明代申斗垣在《外科启玄·论癌发》中云："癌发四十岁以上,血亏气衰,厚味过多所生。"赵养葵在论噎膈时说:"惟男子高年者有之。"张景岳指出:"少年少见此症,而惟中年丧耗伤者多有之。"

5. 多因致病

中医学认为癥瘕积聚不是单一因素所为,而是机体内外多因素所致。同时,历代医家早就认识到此类疾病有较长的发展过程,非旦夕而作,所谓"盖积之为义,日积月累,匪朝伊芳夕"。在此过程中,脏腑功能状况往往是发病的主要方面,如《内经》所云:"皮肤薄而不泽,肉不坚而淖泽,如此则肠胃恶,恶则邪气留止,积聚乃作;脾胃之间,寒温不次,邪气稍至,蓄积留止,大聚乃起。"

前人多认为外邪、饮食、情志多复合致病。《医学正传·积聚》云:"外中于寒,若内伤于忧怒,则气上逆,气上逆则六输不通,温气不行,凝血蕴裹不散,津液涩渗,著而不去,而积皆成矣。"李用粹对内因概括得尤为明晰:"积之始生,因起居不时,忧患过度,饮食失节,脾胃亏损,邪正相搏,结于腹中,或因内伤外感气郁误补而致。"

清代何梦瑶概括了外感与内伤所致积聚,《医碥·积聚》云:"外感内伤,皆足以郁滞其气血痰液,以成积聚,而在妇人尤甚,以妇人经产血行,或食生冷,或感风寒,且多恚怒忧郁,易致瘀滞也。"

三、病　机

本病多在正气亏虚、脏腑功能失调等的基础上,由邪气乘袭,气机受阻,经络瘀塞所致。如隋代巢元方认为:"积聚者,由阴阳不和，脏腑虚弱，受于风邪，搏于脏腑之气所为也。"明代陈实功认为："乳岩由于忧思郁结，所愿不遂，肝脾气逆，以致经络阻塞，结积成核。"《医宗金鉴》谓失荣证由"忧思恚怒，气郁血逆，与火凝结而成。"《医碥》指出："酒客多噎膈，饮热酒者尤多，以热伤津液，咽管干涩，食不得入也。"《医学统旨》云："酒面炙煿、黏滑难化之物，滞于中宫，损伤肠胃，渐成痞满吞酸，甚则为噎膈反胃。"《医学津梁》谓："忧郁不升，思虑太过，急怒不伸，惊恐变故，以致气血并结于上焦，而噎膈多起于忧郁，忧郁而气结……臆而生痰，久者痰结块胶于上焦。"《证因脉治》认为："盛食多饮，起居过度，肠胃之络伤，则血溢于肠外，肠外有寒汁沫，与血相搏，则气聚而成积。"清代沈金鳌所著《杂病源流犀烛》云："邪积胸中，阻塞气道，气不得通，为痰……为血，皆邪正相搏，邪既胜，正不得制之，遂结成而有块。"

四、预　　后

后世医家俞震在表述其难治性时有云"风、劳、鼓、膈四大恶病，而噎膈尤恶，十有九死"，明确指出相当于西医学食管癌或贲门癌的噎膈不同于一般的疑难病。徐大椿、高士宗也分别有"膈病乃胃口枯槁之症，百无一治""患此病者，百无一生"之论述，明确指出癌病的预后多不良。

五、治　　疗

中医医籍关于癌病的论述较多，有内治与外治、单方与复方、药物与手术等多种治疗方法与手段。由于条件所限，少有专门著述，而散见于"癥瘕""瘿瘤""积聚""血证""虚劳"等病证中。如明代张景岳《景岳全书·积聚》就有"凡积聚之治，如经之云者，亦既尽矣。然欲总其要，不过四法，曰攻，曰消，曰散，曰补，四者而已""治积之要，在知攻补之宜，而攻补之宜，当于孰缓孰急中辨之"的记载。唐代《晋书》中记的"初帝目有瘤疾，使医割之"，是我国手术治疗癌瘤的最早记载。

内科辨治本病无非扶正与祛邪，具体涉及以下三个方面：

1. 辨证祛邪

癥块乃有形之积，多由痰湿死血阻塞脏腑经络。因此，中医学重视祛除病邪在癌病治疗中的作用，即"邪去则正安"。正如张子和所言："若先论攻其邪，邪去则元气自复。"张景岳亦谓："凡积坚气实者，非攻不能去。"但治疗中，亦需辨证处之，即《类证治裁·积聚论治》所谓："积初属寒，宜辛温消导……久则为热，宜辛寒推荡。"因此，本病的治疗应在区别病因与阴阳属性之后，再分别采取针对性治疗。即如《脉因证治·积聚》所谓："寒者热之，结者散之，客者除之，留者行之，坚者削之，按之摩之，咸以软之，苦以泻之……以所喜者诱之。"

2. 攻邪兼扶正

"邪之所凑，其气必虚"，即积聚所在之处，正气无有不伤者。故治疗应在削克癥瘕积块时关注正气强弱，同时尚需兼护脾胃，中州得保，脾胃运转之时方可任劫药之攻伐。《内经》云："能毒者以厚药，不胜毒者以薄药。"《医学心悟》在论述积聚治法时指出，其治疗当依据邪正消长，分为初、中、末三法论治。此观点极具临床指导意义，即"邪气初客，积聚未坚，宜直消之，而后和之；若积聚日久，邪盛正虚，法从中治，须以补泻相兼为用；

若块消及半，便从末治，即住攻击之药，但和中养胃，导达经脉，俾荣卫流通，而块自消矣。更有虚人患积者，必先补其虚，理其脾，增其饮食。然后用药攻其积，斯为善治"。此即告诫医家对于中虚脾弱的积聚患者，攻邪散结之药宜适当避减，可以养正为先，或补中有攻，以补为主，待正气得以复常，再以克伐之剂，其间消补进退，当遵循"所中在命，不在乎病"。

3. 养正以除积

关于癌肿之病，张洁古曾指出"壮人无积，惟虚人则有之"，《万病回春》中也强调"虚弱者死，实强者痊"。因此，对于柔弱的积聚患者，不可贪功而冒进猛悍之药，当用辅助正气以消除积聚的治疗方法缓缓图治。正如《张氏医通》所云："补中数日，然后攻伐，不问其积去多少，又与补中，待其神壮而复攻之，屡攻屡补，以平为期。""善治者，当先补虚，使血气壮，积自消也。"因此，对于阴阳气血俱虚者，当以扶正以助积块的消散，不能滥用破血消痰软坚之味，一味攻邪消积，癌瘤或可暂消一时，但正气业已消亡殆尽，神去机息，命当难全。

第二章 癌病的发病机理

一、病机要素

中医对癌肿发病机理的认识与论述应基于西医学对恶性肿瘤病理生理的认识，只有这样，才是客观而准确的。中医病机与西医学病理生理的关系似可进行以下类推：

1.西医学认为恶性肿瘤的发生是多因子、多步骤、复杂而漫长的生物学过程。正常细胞经癌因子启动、促癌因子作用、细胞遗传物质改变，调节细胞生长、增殖、分化和凋亡的基因发生突变、缺失与扩增，使基因表达失控，细胞形态和功能改变，渐成恶性细胞。对这一过程的中医学认识是：在外邪侵袭、饮食不节、情志失调、脏腑亏虚、高年体衰等多种相关因素的作用下，正气亏耗，邪气深伏久滞，其致病之性愈益强甚，酿成癌毒。

2.恶性肿瘤常在身体感到不适时经检查被确诊，而此时大多已是中晚期。从西医学角度来看，正常细胞突变为癌细胞并增殖为 $1cm^3$ 的肿块约需数月至数年的时间。因此，癌毒初生之时，多深伏于脏腑，潜藏于经髓，隐匿难察，至病情显露，已是膏肓之疾。

3.恶变的细胞将遗传信息传给子代，同时还产生新的、分化更差、恶性程度更高、繁殖更快、更适应环境的细胞群，进而形成瘤体。中医认为：癌毒一旦滋生，则搏结痰瘀，阻碍经络气机运行，津液不能正常输布则留结为痰，血液不能正常运行则停留为瘀，癌毒与痰瘀搏结形成肿块，或软、或硬，甚至坚硬如岩。瘤体狂夺精微以自养，致使瘤体迅速增长。

4. 由于癌肿所在病位不同，可累及正常器官，影响其功能，导致器官功能的异常或衰竭，引起空腔脏器如胃肠道、泌尿生殖道梗阻。中医学认为，此为癌瘤阻滞气机导致脏腑功能异常。

5. 侵袭与转移是恶性肿瘤的生物学特征之一，通常由局部浸润、种殖转移、淋巴转移和血液循环播散而实现。中医学将其中局部浸润称之为"侵袭"，将其中种殖转移、淋巴转移和血液循环播散等称之为"走注"。

6. 后期可因恶病质而导致器官功能衰竭，机体死亡。中医学认为，癌瘤阻滞经络气血，机体脏腑功能因癌瘤而失调，而癌瘤又掠夺水谷精微及气血津液以自养，使机体因失养而虚弱。五脏六腑失却气血津液濡润易导致机能低下或失调。五脏之衰，终致大骨枯槁、大肉下陷、发枯神惫之恶候。

二、癌病发病的基本过程

1. 初期

（1）癌毒滋生、深藏潜伏：癌病的病理过程虽异常复杂，但总由癌毒的滋生与留驻为先。外邪、七情、饮食、脏腑功能失调及年老体衰等多种因素的综合作用可致正气亏耗、邪气深伏久滞，其致病之性愈甚，酿成癌毒。

中医学强调体质在发病过程中的意义，说明机体的整体健康状况和各脏腑功能在肿瘤发病中有着重要的作用。中医学先辈们还发现年龄在肿瘤发病中的意义，即年龄愈大，癌的发病率愈高。

（2）搏结痰瘀、形成瘤体：癌毒一旦留结，阻碍经络气血运行，津液不能正常输布则留结为痰，血液不能正常运行则停留为瘀，癌毒与痰瘀搏结，形成肿块，或软、或硬，甚至坚硬如岩。

2. 中期

（1）狂夺精微、瘤体胀大：瘤体形成，更加阻碍经络气血津液的运行，致使癌毒不断搏结痰瘀，加之癌瘤又狂夺水谷精微以自养，致使瘤体迅速增大。

（2）阻滞气机、内扰脏腑：机体因失养而迅速衰弱，脏腑功能因癌毒内扰而失调，经络因瘤体阻隔而不通，故诸症叠起。相应脏腑功能的失调总与癌瘤留着病位有关，如癌毒蕴肺，肺管狭窄，失于宣降，则易引发咳嗽、胸闷、胸痛；癌毒壅塞胃脘，则脘部不适，纳少痞满，触之时或疼痛；癌毒流聚于局部，滞于经络筋骨，阻滞气机，则局部出现肿块、胀而疼痛等。

3. 晚期

（1）猖狂伤体、走注侵袭：脏腑因癌毒扰袭而失调，因经络阻隔而失濡养，故机体损伤日渐加重，而癌毒走注侵袭是其主要致病特点之一，癌毒随气血运行而走注弥散，至虚之处留着而滋生，与相关脏腑亲和而复发转移。西医学研究表明，恶性肿瘤可以通过血液及淋巴循环、邻近器官种植等途径转移他脏。中晚期患者常合并淋巴结和其他脏器的转移癌，如大肠癌、胃癌，癌毒常走注至肝；肺癌之癌毒常侵袭脑或骨。癌毒的广泛侵袭可致多脏腑受损，病情加剧。

（2）耗伤正气、终入损途：癌邪一旦伤人，则病情呈进行性发展，虽体质强健者，也难免病情恶化。癌毒伤正，首伤阴血，机体脏腑因阴血亏虚难能滋养而功能日渐低下，故癌毒之所伤正者，大多以气阴不足为主。一方面，癌毒因机体正气监察不力、不能及时剔除而产生，在机体抗御与约束无能时搏结痰瘀而迅速增大；另一方面，癌瘤一旦形成，则阻滞脏腑经络气血，机体功能因此而失调，癌瘤掠夺水谷精微及气血津液以自养，又使机体因失养而虚弱。正气亏虚，无力制约癌毒，癌毒愈强，愈耗伤正气，且癌毒走注，随气血而弥散，如此反复，终陷毒猖正损、难以回复之恶境。

从正邪关系而言，本病始终处在正难胜邪、由实转虚的动态胶着变化中。从某种角度而言，正虚而邪恋不解，或邪损正气、机体失调是疾病缠绵难愈与恶化的关键所在。

三、不同癌病的具体病机及病位

1. 脑瘤

多因癌毒蕴结脑府，搏结痰瘀，格阻脑络，清阳失用所致，故见头痛、视差、机体活动欠利等；巅顶之上，惟风可到，邪处高位，易引动肝风，风阳上旋，扰乱清空，可伴见眩晕、呕吐等；肾主骨生髓，髓之膨大为脑，脑海足则脊髓充。然癌毒滞着日久，吮吸脑质以自养，久则脑减髓消，肾精日渐空虚，故见神疲、思维能力下降，目花视糊，反应迟钝等。病位以脑为主，涉及肝、心、肾等。

2. 鼻咽癌

多由癌毒滞着鼻咽肌膜，热毒壅盛、搏结痰瘀，阻隔经络气血，而为癌瘤。症见鼻咽不利、疼痛仄塞、鼻衄声嘶等；病至中晚期，癌毒伤正，津气亏耗，机体失调、衰弱，可见形体日瘦，面萎无华等。若癌毒旁袭，可见耳后皮下结肿有块；若下侵入肺，则胸痛、咳嗽；若走注入脑，则见头痛、视差、眩晕、机体偏瘫等。病位以鼻、咽、喉为主，涉及肺、脑、心等。

3. 肺癌

多由烟毒内薰、或邪毒侵肺等伤及正气，致使正气难以御邪，邪毒久滞，日久酿成癌毒。癌毒阻隔经络气血，气滞津凝，痰阻血瘀，成为癌瘤，留于肺叶，日渐增大，导致肺气失降而出现咳嗽；阻滞气机则胸闷且痛；损伤肺络则咯血；肺气壅滞而不能布津，津凝成痰，故见喘促、咳痰；癌毒鸱张，阴液枯竭，虚热内扰，则低热绵绵；癌瘤夺精微以自养，则形体日瘦。病至中晚期，津气亏耗，机体机能愈益失调、衰弱，癌毒走注，随气血而弥散，若走注入脑，则为头痛、眩晕、昏愦；走注入骨，则肢体剧痛，活动不利；外侵肺膜，则胸胁胀满、咳唾引痛；旁袭则右锁骨上出现痰核，终致面萎虚浮、大骨枯槁、大肉尽脱、声低息微、神志衰惫、咯血闷仄、喘脱昏厥之恶候。病位以肺为主，涉及心、脑、骨等。

4. 肝癌与胆囊癌

癌毒阻隔经络气血，气滞血阻，血液瘀结，成为积聚，留于胁下，日渐增大。肝胆失疏，脾运艰难，水湿停留大腹，发为鼓胀；瘀阻水停，日久蕴热，湿热相蒸，外溢肌肤，则为黄疸；肝为藏血之脏，邪居肝位，易得阴血而自养，故癌肿增长尤速，肝之藏血失职，加之癌毒内扰营血，迫血妄行，脾虚失其统摄，则皮肤赤缕隐隐，吐血与衄血时作；日久耗伤气阴，则形体消瘦，体乏无力等。病位以肝、胆为主，涉及脾、胃。

5. 食道癌

本病早期多为癌毒滋生，滞留脘管，肝郁气滞，表现为胸膈痞满，吞咽欠畅；中期则以癌毒搏结痰瘀、通降失司为主，表现为胸骨后疼痛，进行性吞咽梗阻，剑下或可触及肿块，饮食难下等；晚期表现为癌毒伤正、气阴不足，表现为食入格拒不下，形体消瘦，皮肤干枯等。癌毒旁袭，可致右锁骨上痰核、咽喉不利、声嘶等；压迫肺管，可现喘促等。病位以脘管为主，涉及肝、胃。

6. 胃癌

病机总属本虚标实，标实为癌毒、气结、痰湿、血瘀、火热等，本虚以脾气虚弱为主。早期癌毒滞于胃脘，阻滞气机，胃失纳降，临床表现为恶心呕吐、痞胀嗳气、嗳腐吞酸、口中多痰、甚或吐出咖啡色物等；病至中期，癌毒阻隔经络，搏结痰瘀，脘部尚可触及坚硬肿块，疼痛，纳谷锐减;病至晚期，癌毒伤及气阴、精血与阳气，且走注至肝、胰、脾、肠、脑等，可见相关部位出现肿块、黄疸、腹痛、便血、腹胀、便秘、锁骨上痰核、头痛、眩晕等。病位以胃为主，涉及肝、脾等。

7. 胰腺癌

早期癌毒阻滞，瘀毒互结，肝失疏泄，脾失转输，症见左上腹胀痛，纳谷量减；中期则肝脾两伤，土败木贼，脾运不及，气不化水，水湿留蓄，日久蕴热，湿热互结，腑气不调，症见腹痛、纳少、黄疸、腹水、便秘等；日久伤及气血阴津，机体失养，症见形瘦、体倦、神疲、面色晦暗、肤槁等。病位以肝、脾为主，涉及胃。

8. 结肠癌、直肠癌

早中期多系癌毒蕴结肠腑，以致湿毒瘀滞，腑气不利，临床可见腹痛腹泻、便夹脓血、大便形态改变、排便困难、腹部扪及包块等；后期耗伤气阴，甚或伤及阴血与阳气，症见形瘦体羸、气短乏力、面苍无华、畏寒肢冷等。肠癌之癌毒常走注侵及肺、脑、肝、膀胱、子宫等。病位以大肠为主，涉及脾、胃、肝、肾。

9. 膀胱癌

多系癌毒蕴结下焦，与痰瘀交杂，膀胱气化不利所为，表现为小溲频数、或滴沥不畅，或有尿血，或小腹胀痛，尿液潴留等。后期伤及正气，伴见气短、体乏、神疲、形瘦等。病位以膀胱为主，涉及肾等。

10. 乳癌、宫颈癌与卵巢癌

多与癌毒蕴结足厥阴肝经有关，以致肝经郁滞，痰瘀痹阻，形成癌瘤，或在胸胁而为乳癌，或在少腹而为卵巢癌，或在阴处而为宫颈癌。临床表现为局部肿块有形，或胀或痛，或下身阴户不规则出血等；病至中晚期，则损伤正气，而伴见体乏、形瘦、面槁、纳少、便溏等。此外，癌毒走注侵袭不同可出现相应部位病损，如乳癌之癌毒常走注入肺、脑、骨等。病位以肝为主，涉及脾、肾。

11. 白血病

多因癌毒滋生于血分，蕴结化热，故起病低热或高热；热毒灼伤血络，迫血妄行，故见出血、吐血、皮下瘀斑；癌毒滞着，津液输布受阻，津凝成痰，血滞为瘀，癌毒与之搏结，则周身痰核肿块满布；癌毒随血循而行，无处不至，癌毒入脑，则头痛恶心、视糊肢瘫、昏迷等；若入骨骼，则骨痛，胸骨下端压痛；伤肝则胁下积肿，日渐增大；袭肺则胸膈仄闷，气急、胸痛、悬饮等；病至晚期，耗伤阴血与正气，症见面色少华、乏力消瘦、纳谷量少等精血亏乏与脾胃虚损的表现。

12. 恶性淋巴瘤

本病多在内虚的基础上，或由情志不舒，肝气郁结，气机不畅，气滞血瘀，积而成块而致；或因六淫、伤食等，引起脏腑经络失调，邪毒郁结积聚，酿湿生痰，阻遏经络，血行不畅，致使机体痰阻、气滞、血瘀、毒蓄等结聚成块，症见颈、腋及腹股沟等处痰核累累，推之不移，经久不消，或胁下有癥积，舌质暗，苔白腻，脉弦或涩等。日久伤正，阴阳气血亏虚，症见面色晦暗、形体消瘦等脾肾俱败的表现。

综上，不同癌肿，病之初大致相同，为癌毒滋生，搏结痰瘀，形成瘤体；病至中期，则因癌瘤所着脏腑病位不同而出现相应的机能失调，各有异同，差异较大；后期癌邪伤正，多以气阴不足为主，癌毒的侵袭与走注因病种不同而各不一致。

第三章 不同癌病的临床表现与诊断

一、临床表现

1. 早期表现

恶性肿瘤的早期表现是不明显的，不同系统与不同脏器的恶性肿瘤，其症状各不相同。一般来讲，出现以下情况应予高度警惕：

（1）不明原因的持续发热，尤其是伴有白细胞明显升高、贫血、出血等。

（2）在无明显糖尿病、甲状腺功能亢进、结核等慢性消耗性疾病的情况下，体重不断下降，营养状况越来越差，呈进行性消瘦者。

（3）在饮食正常又无明显失血的情况下，出现面色苍白、乏力、心慌等进行性贫血症状；身体任何部位（如乳房、颈部或腹部）出现肿块，或逐渐增大者。

（4）身体任何部位（如舌头、口腔、皮肤等处）没有创伤而出现溃疡，特别是溃疡经久不愈者。

（5）中年以上妇女出现不规则阴道流血或分泌物增多者。

（6）进食时胸骨后闷胀、烧灼样疼痛、有异物感或出现进行性加重的吞咽不畅者。

（7）久治不愈的干咳或痰中带血者。

（8）长期消化不良、逐渐加重的食欲不振、原有的规律性上腹疼痛近来规律失常者。

（9）大便习惯改变，或便血者。

（10）鼻衄、鼻塞、单侧头痛伴见视物不清、双影者。

（11）黑痣突然增大，或有破溃、出血，原有的毛发脱落者。

（12）无痛性血尿患者。

（13）不伴疼痛的进行性淋巴结肿大患者。

2. 中晚期表现

虽然肿瘤种类繁多，诱发因素各异，所处病位与脏腑不同，临床症状有异，但仔细辨察，各类肿瘤的临床表现与证候辨析仍有一定的规律可循，主要表现为局部出现有形之结、脏腑功能失调及全身虚损衰竭。

（1）有形之结：表现为局部肿块，或软、或硬，甚至坚硬如岩，留于体内，或附着体表，触之有形，推之不移等。

（2）脏腑功能失调：癌瘤阻滞，扰乱气机，因所着病位不同而出现相应的脏腑机能失调表现。以脑胶质瘤与肝癌为例。脑胶质瘤常表现为头痛、眩晕、恶心、呕吐、抽搐、肢体偏瘫、感觉或运动障碍、精神异常、意识不清，甚则昏迷等。其脑部有形之结是其主要辨治依据之一（头颅 CT 或核磁共振等可明确诊断），而其余临床表现则为脑腑的失调与衰竭。又如肝癌，其肝脏部位有形之结仍是其主要辨治依据之一（肝脏 B 超查见实质包块与结节等），而胁痛、胁下癥块坚硬、触痛、表面高低不平，以及纳差、呕吐、腹胀、黄疸、腹水、舌质暗红绛紫、有瘀斑瘀点等，均为肝经病变与失调的主要表现。

（3）全身虚损衰竭：临床表现为机体机能低下或失调，病变脏腑诸症蜂起，肺虚则气短、咳嗽，脾虚则消瘦、体乏、纳少，肝虚则目涩、爪甲不荣、月事不调，心虚则心悸、怔忡，肾虚则水肿、小溲不利等。五脏之衰，终致大骨枯槁，大肉下陷，面色萎黄，发枯神惫之恶候。

二、疾病诊断

1.西医诊断

（1）病史症状资料：也就是症状的特点、存在的时间和变化的规律及诊治过程等。

（2）体征资料：即医生体查时发现的身体特征性表现，如肿块、溃疡、压痛等。

（3）化验资料：即通过化学、生物和物理的方法，对病人的体液、排泄物、分泌物等标本进行检查，从而获得评价疾病的病原、病理改变或器官功能状态的资料。不同脏器的肿瘤多采用不同的化验方法，如造血系统肿瘤，主要靠骨髓细胞学检查而明确诊断。对疑为肝癌的病人，需化验血清甲胎球蛋白；胃癌、肺腺癌患者，血中常有癌胚蛋白、糖类抗原等肿瘤相关抗原的升高。

（4）病理学资料：即取病变组织（如镜下活检或手术切除标本）做切片，在显微镜下观察细胞和组织结构的改变，以鉴别各种肿瘤和判断恶性程度，是最为准确可靠的诊断方法。

（5）其他辅助检查资料：如B型超声、CT、核磁共振主要用于实质脏器（如肝、胰、脑）的肿瘤；X线检查主要用于肺、骨肿瘤的诊断；X线造影和内镜主要用于检查空腔脏器（如胃、肠、膀胱）的肿瘤。

恶性肿瘤的诊断需要结合以上几方面的资料进行综合分析，

并和相似的疾病进行鉴别。不同脏器的肿瘤诊断所需要的资料和检查方法各不相同。

2.中医病名诊断

恶性肿瘤因性质、种类、部位等不同而致中医病名繁多。现行恶性肿瘤的中医病名诊断多在运用现代检测手段明确诊断的基础上，根据中医病名与恶性肿瘤的对应关系进行中医疾病的病名诊断。如食管癌，相当于传统中医学的噎膈病，当食管癌一旦被确诊后，其相应的中医病名诊断亦随之成立，即噎膈。根据历代中医文献论述，中医病名与西医学恶性肿瘤的相应关系大致如下。

（1）噎膈：相当于食管癌、食管下段贲门癌。

（2）反胃（胃反、翻胃）：相当于胃窦部癌。

（3）癥、积：腹内恶性肿瘤。

（4）脾积（痞气）：包括肝癌及肝脾肿大。

（5）肝积（肥气、癖黄、肝着）：相当于肝癌。

（6）肺积（息贲）：类似于肺癌。

（7）心积（伏梁）：包括胃癌及肝、胆、胰腺肿瘤。

（8）失荣：相当于恶性淋巴瘤、腮腺癌、颈淋巴结转移癌。

（9）上石疽：相当于颈淋巴结转移癌、恶性淋巴瘤。

（10）乳岩（妬石痈）：即乳腺癌。

（11）妒乳：乳腺疹样癌。

（12）石瘿：甲状腺癌。

（13）肾岩：阴茎癌。

（14）茧唇：唇癌。

（15）舌菌：舌癌。

（16）喉百叶：喉癌。

（17）五色带下：宫颈癌及盆腔恶性肿瘤。

（18）骨疽：骨的恶性肿瘤及良性肿瘤。

（19）石瘕：相当于子宫肌瘤及盆腔恶性肿瘤。

（20）缓疽（肉争疽）：相当于软组织恶性肿瘤。

（21）石疔、黑疔、青疔、翻花疮：相当于体表的恶性肿瘤、黑色素瘤、癌性溃疡等。

（22）肠覃：相当于卵巢囊肿或盆腔肿瘤。

（23）肉瘤：相当于软组织恶性肿瘤。

三、病机要素诊断

癌肿的临床表现与癌毒的性质、诱发原因、所侵部位、患者的体质状况直接相关。由于癌肿局部表现为有形之结，全身表现为相应脏腑的失调与虚损，故癌肿的局部证候诊断涉及癌毒、痰聚、气滞、血瘀，或可伴有热郁、热毒、寒凝、湿浊、水饮等因素，且各种因素常相互兼夹，共同致病，如湿热蕴结、痰瘀互阻、寒湿瘀滞等；而全身主要症候则表现为病变脏腑的虚损与失调，由于恶性肿瘤种类繁多，各有特点，加之病期与患者体质差异等因素，故临床表现不一，证型辈出。

恶性肿瘤的病机要素涉及正邪两方面。邪者，癌毒与痰瘀；正者，失调与虚损。初期以癌毒为先；继之癌毒搏结痰瘀，阻滞气机，导致脏腑功能失调；晚期耗伤气血津液，致使机体步入损途。因此，初期以癌毒为主；中期癌毒、痰瘀、失调并举；晚期则癌毒、痰瘀、失调与虚损并见。

1. 癌毒

目前，中医临床对癌毒的认定主要是借鉴西医学的病理资

恶性肿瘤中医辨治与案例

料，凡经病理形态学检查确诊为恶性肿瘤病变者，中医癌毒的诊断亦随之成立。国医大师周仲瑛教授根据本病的致病性、难治性与暴戾性认为癌邪为患，必夹毒伤人，从而提出"癌毒学说"。

（1）起病隐匿，潜伏难察：恶性肿瘤常在身体感到不适时经检查被确诊，而此时大多已是中晚期。由此可见，癌毒初生之时，多深伏于脏腑，潜藏于经隧，隐匿难察，至病情显露，已是膏肓之疾。

（2）耗损正气，步入损途：癌邪一旦伤人，则病情呈进行性发展，虽体质强健者，也难免病情恶化。如肝癌，癌毒阻隔经络气血，气滞血阻，血液瘀结，成为积聚，留于胁下，日渐增大。继之血瘀水停，脾失转输，水聚大腹，发为鼓胀。瘀结水停，日久蕴热，湿热相蒸，外溢肌肤，则为黄疸。内扰营血，迫血妄行，则吐血、衄血、皮肤赤缕隐隐等。

（3）走注侵袭，病损广泛：周老认为："癌肿走注侵袭是其主要致病特点之一，癌毒随气血运行而走注弥散，至虚之处留着而滋生，与相关脏腑亲和而复发转移。"这与癌毒的走注侵袭、病损广泛之特点有密切关系。如肠癌、胃癌，癌毒常走注至肝；肺癌之癌毒常侵袭脑或骨。癌毒的广泛侵袭性使多脏腑受损，病情加剧。

（4）毒恋难清，药力难疗：癌毒深潜于脏腑组织之中，根深蒂固，胶着难清，加之广泛侵袭，流窜为患，使常规辨治难以奏效。癌毒蕴结，阻隔经络气血，局部形成有形之结，而一般化痰软坚、散结消肿药也难以奏效，肿块依然增大。因癌瘤掠夺水谷精微及气血津液以自养，致使机体失养而虚弱，故屡用滋养药无效。究其原因有三：一是癌毒暴戾，药力难济；二是经络阻隔，气血凝滞，药效难达；三是胃气衰败，化源乏竭，正虚难以抗邪。

2. 痰瘀

肿瘤患者基本上都有显见于体表、或者深藏于体内的肿块。癌肿与痰有着密切的联系，痰是形成肿瘤的重要病机因素。中医学认为，人身之肿块，除瘀外，还与痰密切相关，尤其是起病缓慢、皮色不变、悄无声息而日渐增大者，更多责之于痰。痰胶着黏腻之性是肿瘤难以消除的重要原因之一。朱丹溪亦有"痰之为物，随气升降，无处不到""凡人身上、中、下有块者，多是痰"之论述。病中痰的形成多与脏腑、经络功能失调等有关，其临床表现为局部有形结肿日渐增大。此外，中医自古有"怪病多因痰作祟""顽症多痰"之说，由于本病临床症情表现怪异，如瘤体的迅速增大、转移多变等，故本病宜从痰立论施治。

痰性黏滞，对机体的病理损害主要是影响器官气血津液的流通，它可以在癌毒的搏结与引领下，黏着凝聚于人体脏腑组织器官的一切空隙与窍道，除与瘀毒互结形成局部肿块外，还可造成脏腑的特异性损伤。如痰黏气管与肺脏，气管阻塞或狭窄而致咳嗽、胸痛、气急；痰阻脑窍而引发头痛、眩晕、机体偏瘫、昏迷；痰毒附于肝，浸渍肝体，则发为胁下肿块、疼痛、黄疸等；痰邪壅塞胃脘，则上脘不适，纳少痞满，触之肿块；痰毒滞于皮毛，营卫不畅，可发生皮肤癌瘤；流聚于局部，阻滞气机，使组织异常增生，引发前列腺、乳腺、淋巴结、骨等部位的肿瘤。

瘀的形成主要与癌毒阻滞经络，影响气血运行等有关。其次，也与本病日久不愈，久病入络有关。正如《临证指南医案》所谓："初为气结在经，久则血伤入络。"本病形成瘀血的原因较多，或因邪气阻隔而血行不畅，或久病入络，或气虚难以行血，或血热灼津而致血液稠黏，或寒凝而血涩，或出血而瘀留等，以致血液凝聚而成，故又称蓄血、恶血、败血、衃血等。其临床主要表现为刺痛、肿块、出血、紫绀、面色暗黑、肌肤甲错、皮肤紫癜、神志异常、舌质紫暗、脉细涩沉弦或结代等。其具体临床表现因瘀阻部位与形成瘀血的原因不同而异。瘀阻于脑可见头昏头痛、眩晕呕呃；瘀阻于肺可见胸痛、咯血；瘀阻于胃肠可见呕血、大便色黑如漆；瘀阻于肝可见胁痛积块；瘀阻胞宫可见少腹疼痛、月事不调、带下秽浊；瘀阻肢体肌肤局部可见局部肿块、疼痛与青紫。

3. 失调

国医大师周仲瑛教授认为：“癌肿虽病在局部，但失调在脏腑、虚损在全身。癌毒蕴结脏腑，阻滞气机可引起相关脏腑经络功能的失调。”如癌毒蕴肺，肺管狭窄，失于宣降，则引发咳嗽、胸闷、胸痛；痰毒滞肝，浸渍肝体，则发为胁下肿块、痞胀、疼痛、黄疸等；癌毒壅塞胃脘，则脘部不适，纳少痞满，触之肿块，时或疼痛；癌毒留结肠腑，腑气不利，则腹痛、腹胀、便秘或腹泻、便血；癌毒阻于脑窍，神机不用，则引发头痛、眩晕、昏迷；癌毒滞于皮毛，则见皮肤癌瘤；癌毒流聚于局部，滞于经络筋骨，阻滞气机，则局部肿块胀而疼痛等。

4. 虚损

肿瘤的发生归结于癌毒致病，正气亏虚。既可因虚致病，更可因病致虚。五脏六腑失却气血津液濡润，导致机能低下或失调，肺虚则短气、咳嗽、自汗、畏风；脾虚则消瘦、体乏、纳少、便溏；肝虚则目涩、眩晕、爪甲不荣、月事不调；心虚则心悸、怔忡；肾虚则腰酸、水肿、小便不利等。五脏之衰，终致大骨枯槁、大肉下陷、面色萎黄、发枯神惫之恶候。

四、证候诊断

一般包括癌毒（原始病因）、痰瘀（局部病理产物）、癌肿所在病位的脏腑功能失调、侵袭走注及后期正气虚损等五个方面。

如这例脑瘤患者：钱某，女，2008 年 4 月 27 日初诊。诉自 2007 年 7 月起出现左侧肢体麻木，头昏，口角左歪，于当地县人民医院行 CT 检查，提示右侧额颞叶占位，考虑为脑胶质瘤，故于 2008 年 2 月 2 日手术摘除，病理报告示颞叶星形胶质细胞瘤 II 级～III 级，肿瘤大小为 3.5cm×3cm×1cm。刻下患者自觉体乏欲寐，或左侧体麻，纳少，口苦，面色少华，舌质淡红苔薄，脉细。证候可拟诊为：癌毒瘀结脑府，阻滞经脉，引动肝风，耗伤正气（因未发现明显侵袭或转移，故证候诊断中未加入"侵袭走注"）。

现根据近几十年来恶性肿瘤的临床研究报道，将不同病位癌肿的常见证型小结如下：

1.脑瘤

（1）痰瘀阻窍证：头痛头晕，颈项僵硬，视物不清，目眩呕吐，失眠健忘，肢体麻木，面唇暗红，或紫暗，舌质紫暗或有瘀点、瘀斑，脉涩。

（2）风毒上扰证：头痛头晕，耳鸣目眩，视物不清，呕吐咽干，面红耳赤，失眠健忘，肢体麻木，大便干燥，重则抽搐震颤，或项强偏瘫，或角弓反张，或神昏谵语，舌质红或绛，苔黄，脉弦。

（3）阴虚风动证：头痛头晕,虚烦不宁,肢体麻木,语言謇涩,颈项强直,手足蠕动或震颤,口眼㖞斜,偏瘫,神疲乏力,口干,便干,小便短赤,舌质红苔薄,脉弦、细、数。

2. 鼻咽癌

（1）热邪犯肺证：鼻塞涕血,微咳痰黄,口苦而干,时有头痛,胃纳尚可,溲黄便结,舌质淡红或红,苔薄白或薄黄,脉滑数。

（2）瘀毒蕴结证：烦躁头痛,项掣不适,鼻塞鼻衄,或涕黄稠而夹血丝,口干口苦,耳鸣耳聋,面部浮肿,鼻咽肿块溃烂,或呈菜花状,颈部或有硬实肿块,舌红或舌边有瘀点,舌苔黄,脉弦数。

（3）气血凝结证：鼻涕带血,耳内胀闷,头痛或胸胁胀痛,鼻咽肿块暗红,颈部或有硬实肿块,舌质暗红或有瘀点,舌苔白或黄,脉弦细。

（4）痰浊结聚证：鼻塞,鼻中分泌物较多,头部重痛,痰多胸闷,恶心纳呆,颈部可及较大肿块,体倦嗜睡,舌质淡红,舌体胖或有齿痕,舌苔黄腻,脉滑。

（5）气阴两虚证：头晕目眩,倦怠乏力,面色无华,食少纳呆,大便干结,舌红苔少或无,脉细数。

3. 肺癌

（1）瘀阻肺络证：咳嗽不畅,胸闷气憋,胸部疼痛,如锥如刺,痰血暗红,口唇紫暗,舌质瘀暗苔薄,脉细涩。

（2）痰湿蕴肺证：咳嗽咳痰,胸闷气憋,痰质黏稠,色白或兼黄,或有胸痛,纳呆,便溏,神疲乏力,舌质淡苔白腻,脉滑。

（3）阴虚毒热证：咳嗽,无痰或少痰,或痰中带血,咽干胸痛,心烦寐差,低热盗汗,口渴欲饮,舌质红苔黄,脉细数。

（4）气阴两虚证：咳嗽痰少,或咳痰稀薄,咳声低弱,气短喘促，神疲乏力，面白无华，形体消瘦，恶风自汗，口干，舌质红或淡，脉细弱。

4. 肾癌与膀胱癌

（1）湿热蕴毒证：腰及小腹坠胀疼痛，尿频且急，溲痛尿血，发热消瘦，纳差，舌红苔黄腻，脉濡数。

（2）瘀血内阻证：面色晦暗，腰腹疼痛，甚或腰腹部肿块，发热尿血，舌质紫暗或见瘀点、瘀斑，苔薄白，脉涩。

（3）脾肾两虚证：腰痛尿血，腰腹部肿块，腹胀纳差，便溏，呕恶，消瘦，气短乏力，畏寒肢冷，舌质淡苔薄白，脉沉细。

（4）阴虚内热证：腰痛，腰腹部肿块，五心烦热，口干，小便短赤，大便秘结，消瘦乏力，舌质红苔薄黄少津，脉细数。

5. 食管癌与胃癌

（1）痰气瘀阻证：饮食疼痛，梗阻不畅，胸膈及胃部疼痛不适，恶心呕吐，泛吐白沫，咳吐黏痰，或有泛酸，噫气，口干咽燥，舌质暗红苔黄腻，脉滑。

（2）湿热痰瘀证：饮食梗阻不顺，胸闷纳差，胃部胀痛不舒，恶心呕吐，时有嗳气，口干口苦，倦怠乏力，舌质暗红苔黄腻，脉细滑。

（3）肝胃不和证：胸胁与少腹胀满不舒，情绪抑郁，胃脘嘈杂，或隐有胀痛，饮食梗阻，纳少不馨，不知饥饱，口苦吞酸，舌质暗红苔黄薄腻，脉弦滑。

（4）脾胃虚败证：体乏无力，形体消瘦，面色萎黄，精神委靡，脘腹隐痛，纳差乏味，恶心呕吐，嗳气时作，便溏不实，舌质暗红苔黄薄腻，脉虚或细弱。

6. 结肠癌与直肠癌

（1）湿热蕴结证：腹部阵痛，便中带血或夹黏液脓血，里急后重，大便干稀不调，肛门灼热坠痛，或伴有发热、恶心、呕吐、胸闷、口干、小溲色黄等症，舌质红苔黄腻，脉滑数。

（2）癌毒瘀阻证：腹痛拒按，或腹内结块，里急后重，大便脓血，出血紫暗，烦热口渴，面色晦暗，或有肌肤甲错，舌质紫暗，或见瘀点、瘀斑，脉涩或细。

（3）脾肾阳虚证：腹痛喜温喜按，或腹内结块，下利清谷或五更泄泻，或见大便带血，面色苍白，少气无力，畏寒肢冷，舌质淡胖有齿痕苔薄白，脉沉、细、弱。

（4）肝肾阴伤证：腹痛隐隐，或腹内结块，便秘不畅，大便带血，腰膝酸软，头晕耳鸣，视物昏花，五心烦热，口咽干燥，盗汗遗精，月经不调，形瘦纳差，舌红少苔，脉弦、细、数。

7.肝癌

（1）脾虚失运证：右胁下痞块，质硬拒按，胁痛引背，入夜更甚，脘腹胀满，纳呆乏力，大便溏或干，舌质偏暗，或见瘀点、瘀斑，苔薄，脉弦细或涩。

（2）脾胃不和证：右胁下痞块，胀痛或刺痛，身目发黄，心烦易怒，口干口苦，脘痞腹胀，纳差，小便黄，大便干结，舌质红或绛，苔黄腻，脉弦滑或滑数。

（3）脾虚湿困证：胁下结块，按之疼痛，腹部胀大，如囊裹水，身重纳呆，神疲乏力，肢困足肿，尿少，口黏不欲饮，时觉恶心，大便溏稀，舌质淡胖苔白腻，脉弦滑或濡。

（4）肝肾阴虚证：右胁隐痛不休，腹部胀大，青筋暴露，头晕目眩，五心烦热，或潮热盗汗，纳少消瘦，腰膝酸软，或鼻衄齿衄，或呕血便血，舌红少苔，或光剥有裂纹，脉细、弦、数，或细涩。

8.胰腺癌

（1）湿热蕴结证：上腹胀满或疼痛，纳差，发热，口苦而干，大便干燥或秘结,或伴黄疸,小便短赤,舌质红或淡,苔黄腻,脉细弦。

(2)热毒壅盛证:右胁疼痛,恶心纳差,口苦且干,大便干燥或秘结,小便短赤,舌质红或红绛,苔黄或腻,脉弦、滑、数。

(3)湿阻中焦证:恶心纳差,口淡乏味,大便溏薄,舌质淡苔白腻,脉濡或细。

(4)阴虚内热证:烦热口干,低热盗汗,形体消瘦,或鼻衄、齿衄,舌红少苔或光剥有裂纹,脉细弦数或细涩。

(5)气血亏虚证:体乏神疲,动则气促,纳少腹胀,面色萎黄或淡白无华,大便溏薄,小便清长,舌淡苔白,脉细弱。

9.乳腺癌

(1)肝郁痰凝证:乳房肿块,皮色不变,质地韧硬,或坚硬,边界不清,情志抑郁,或性情急躁,胸闷胁胀,或伴经前乳房作胀,或少腹作胀,舌淡红苔薄,脉弦。

(2)冲任失调证:乳房结块坚硬,经期紊乱,前后不定,经前乳房胀痛,或婚后从未生育,或有多次生产史,舌淡苔薄,脉弦细。

(3)正虚毒炽证:乳房肿块扩大,溃后愈坚,渗流血水,不痛或剧痛,精神委靡,面色晦暗或苍白,饮食少进,心悸失眠,舌紫暗或有瘀斑,苔黄,脉弱无力。

10.宫颈癌

(1)肝郁气滞证:阴道出血,淋沥不断,或带下量多,色黄,或赤白相兼,有臭味,情致抑郁,烦躁易怒,胸胁、少腹胀痛,食少纳差,舌质暗苔薄白,脉弦或弦细。

(2)湿热瘀毒证:带下量多,色杂秽水,或赤白相兼,时而似洗肉水,气味恶臭难闻,或阴道出血,淋沥不断,甚至突

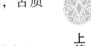

然大量出血，小腹疼痛，腰酸背痛，食少纳呆，或发热，舌质紫暗或见瘀斑、瘀点，舌苔黄腻，脉滑数。

（3）脾肾阳虚证：带下量多，色白，质稀，或阴道出血，淋沥不断、或突然下血量多，神疲倦怠，四肢不温，小腹冷痛下坠，纳少便溏，腰脊冷痛，舌淡体胖苔白，脉细弱。

（4）肝肾阴虚证：阴道出血，淋沥不断，或带下赤白相兼，质稠味臭，形体消瘦，头晕耳鸣，五心烦热，口干便秘，腰膝酸软，舌质红少苔，脉细数。

11. 卵巢癌

（1）气滞血瘀证：腹部积块，推之不移，胀痛不适，面色晦暗，形体消瘦，肌肤甲错，舌质紫暗或有瘀点，脉细或涩。

（2）寒凝血瘀证：少腹积块，按之痛甚，得温痛减，肢冷色青，月经愆期，痛经，经色紫暗，夹有血块，舌紫暗苔白，脉沉迟而涩。

（3）脾虚痰湿证：下腹包块，或时作疼痛，按之柔软，带下量多，形体肥胖，胸闷腹满，乏力肢肿，月事不调，舌体胖边有齿痕，苔白腻，脉濡缓或滑。

（4）湿热毒蕴证：腹部包块，胀痛不适，身重困倦，口干而苦，不欲饮水，溲黄灼热，大便干结，或腹泻，肛门灼热，舌红苔厚，脉弦滑或濡数。

（5）气血亏虚证：腹部胀痛较轻，或按之觉舒，面色少华或无华，精神委靡，心悸气短，头晕目眩，消瘦纳呆，舌质淡苔薄白，脉细弱。

（6）气阴两伤证：腹部隐痛，面色萎黄，气短声怯，体乏神疲，腰膝酸软，头晕目眩，耳鸣，咽干口燥，或渴不多饮，五心烦热，舌淡苔少或无苔，脉沉细。

（7）阳虚水湿证：腹大胀满，入暮尤甚，面色苍白或苍黄，脘闷纳呆，神疲懒言，肢冷，或下肢浮肿，小便短少，大便稀溏，舌淡暗或淡紫，胖大有齿痕，苔白水滑，脉沉细无力。

12. 白血病

（1）毒炽营血证：壮热不退，口舌糜烂，咽痛口渴，胸骨压痛，或肝脾淋巴结肿大，皮肤瘀斑，咯血，二便出血，舌质红少津苔黄，脉洪，或滑数有力。

（2）痰瘀热蕴证：发热，汗出不解，浅表淋巴结肿大，瘰疬痰核，积肿包块，胁肋胀痛，骨痛，食欲不振，尿黄而少，便秘或溏，舌质淡红苔黄，脉弦、滑、数。

（3）阴虚热伏证：午后潮热，面颊殷红，五心烦热，骨蒸盗汗，乏力消瘦，头昏心悸，耳鸣少寐，鼻衄齿衄，肌肤出斑，口干不欲饮水，腰膝酸软，梦遗频作，舌红绛无苔或少苔，脉细数或虚大。

（4）气血两虚证：气短懒言，乏力头晕，精神委靡，动则心悸气急，自汗，或盗汗，反复低热，腰膝酸痛，夜寐多梦，口溃齿衄，苔少或薄黄，脉弦细或细数。

（5）肝肾阴虚证：头晕目眩，腰膝酸软，胁下隐痛，耳鸣盗汗，月事不调，或有衄血，唇甲淡白，面色无华，舌质淡，或舌红无津，少苔，脉细数，或弦、细、数。

（6）脾肾阳虚证：畏寒肢倦，气短懒言，纳谷不振，食后胀满，大便溏薄，面色苍白，舌质淡胖而嫩苔白，脉沉弱。

13. 恶性淋巴瘤

（1）寒痰凝滞证：体表肿块质硬，难消难溃，伴面白无华，畏寒肢冷，便溏溲清，夜尿频数，双下肢水肿，舌淡苔白滑，脉沉细。

（2）气滞痰凝证：周身体表淋巴结肿大，伴胁肋不适，口干且苦，急躁易怒，心烦欲呕，纳少寐差，舌淡红苔腻，脉弦。

（3）痰瘀毒结证：浅表淋巴结肿硬、色暗，疼痛，夜间尤甚，面色晦暗，形体消瘦，失眠，可伴腹内痞块，舌暗红苔薄白，脉细。

（4）血燥风热证：浅表淋巴结肿大，皮肤瘙痒，皮疹色红甚或破溃，发热恶寒，口干烦躁，便干溲少，舌红苔黄，脉细数。

（5）肝肾阴虚证：浅表淋巴结肿大，质硬，五心烦热，午后潮热，盗汗，腰膝酸软，失眠多梦，头晕眼花，形体消瘦，舌质瘦小，红而少津，苔白，脉沉细。

恶性肿瘤中医辨治与案例

第四章 癌病的治疗与用药

一、治疗原则

本病致病以癌毒为先，并贯穿始终，故治疗应以抗癌解毒为基本原则。而癌毒的产生是由正气亏虚与脏腑功能失调所致，癌毒易于伤正，最终使机体步入损途，故治疗原则当为抗癌扶正。

国医大师周仲瑛教授认为，在癌病发生发展过程中，邪深毒盛常占据矛盾的主要方面，尤其是在癌毒既生、癌肿一旦形成之后，其邪毒就以无敌之势主导了病情的发展，癌肿日增，正气日衰，最终衰竭死亡。故在抗癌扶正的治疗原则中强调抗癌为先。

二、施治大法

由于癌毒搏结痰瘀，形成局部肿块，进而耗伤气血津液，导致脏腑功能失调，使机体步入损途。因此，具体治疗时，需根据具体病情选择治法。其原则为：一则抗癌解毒以绝其根本；二则化痰软坚，逐瘀散结以消其局部肿块；三则调理脏腑功能以顾其兼症；四则培益气、血、阴、阳以复其体虚。

三、组方配伍

1. 抗癌解毒法

癌毒概念系国医大师周仲瑛教授提出，而抗癌解毒中药在历代中医典籍中却未见记载。近年来，借助药理学实验，大量具有抗肿瘤生物效应的中药被发现，这些被证实具有抗癌解毒作用的中药可供临床辨证择用。

如瘀血凝结可用活血化瘀类药物，如桃仁、红花、丹参、川芎、赤芍、牡丹皮、三棱、莪术、牛膝、鸡血藤、益母草、泽兰、降香、乳香、没药、马鞭草、凌霄花、水红花子、鬼箭羽、刘寄奴、三七、苏木、蒲黄、五灵脂、石见穿等；湿浊蕴结者可选用祛湿泄浊类药，如苍术、茯苓、猪苓、泽泻、生苡仁、车前草（子）、冬瓜皮、赤小豆、玉米须、藿香、佩兰、砂仁、白豆蔻、草豆蔻、草果、蚕砂、防己等；湿热内蕴、胆汁瘀结者可选用具有清热利湿、退黄散结作用的茵陈、田基黄、垂盆草、鸡骨草、金钱草、海金沙等；痰瘀互结，胶结难解者，可选用化痰消瘀、软坚散结药，如牡蛎、海藻、昆布、瓦楞子、蛤壳、制天南星、苍术、厚朴、紫苏子、白芥子、法半夏、莱菔子、葶苈子等；气机郁滞者可选用理气解郁药，如青皮、陈皮、柴胡、香附、郁金、沉香、檀香、紫苏叶、紫苏梗、旋覆花、枳实、八月札、木香、厚朴、槟榔、大腹皮、佛手、香橼、绿萼梅、玫瑰花、刀豆、甘松、娑罗子等。

本病以癌毒为先因，故抗癌解毒是本病的核心治则与治法。另外，痰瘀交阻为本病前期基本病理，局部肿块为本病临床特征之一，因此，治疗除注重抗癌解毒外，还必须同时伍用化痰祛瘀、理气泄浊、扶正培本之品。

2. 化痰散结法

化痰散结对缩小癌瘤体积、减轻气机阻塞程度、恢复脏腑功能有着重要的意义。常用药有制白附子、山慈菇、泽漆、漏芦、半夏、胆南星、茯苓、陈皮、白芥子、炙僵蚕、土贝母、瓜蒌皮、夏枯草、生牡蛎、海藻、昆布、瓦楞子、海蛤壳、广郁金等。

3. 活血化瘀法

在肿瘤治疗中，活血化瘀治法不仅可破瘀消癥，还可疏通经络、祛瘀生新，达到止痛、消肿、恢复气血正常运行之目的。常用药如炙水蛭、炮山甲、紫丹参、当归、川芎、赤芍、桃仁、红花、三棱、莪术、乳香、没药、牛膝、鸡血藤、益母草、泽兰、马鞭草、鬼箭羽、土鳖虫、苏木、蒲黄、五灵脂等。

4. 疏理气机法

能缓解或消除肿瘤阻滞气机所致的疼痛闷胀、纳呆食少等不适症状，有利于恢复脏腑气机升降运行功能，临床运用时常根据病变部位的不同、脏腑的生理病理特点来选择用药。如病在肺者，宜宣降肺气、调畅气机，常用药如杏仁、桔梗、苏子、厚朴、沉香、降香、娑罗子、路路通；病在肝者，宜疏肝解郁、理气和络，药如柴胡、香附、郁金、青皮、陈皮、香橼、枳壳、枳实、八月札、川楝子、绿萼梅、玫瑰花；病在中焦胃肠者，宜理气和胃、消胀除满，药如陈皮、砂仁、苏梗、木香、藿香、厚朴、槟榔、枳实、大腹皮、甘松等。此外，疏肝理气之品亦每多伍用。

5. 化湿泄浊法

在消化与泌尿生殖系统肿瘤中较多伍用，包括芳香化湿、苦温燥湿、淡渗利湿等，常用药如藿香、佩兰、砂仁、白豆蔻、苍术、厚朴、草豆蔻、草果、茯苓、猪苓、泽泻、生苡仁、粉萆薢、蚕砂、车前草（子）、防己、冬瓜皮、赤小豆、玉米须、六月雪、墓头回、土茯苓、败酱草等。化除湿浊，利于气机运行，对恢复病损脏腑功能有着重要的意义。

6. 扶正培本法

肿瘤患者正气不足者，以气阴两伤多见。癌毒耗损正气，夺水谷精微以自养，故首伤气阴，且诸邪郁滞日久，亦每易化热伤阴。西医学的放射与化学疗法，特别是放射疗法，伤阴尤速，每致燥病、燥证。因此，扶正法中，以益气养阴治法运用最为普遍。常用药如人参、西洋参、党参、太子参、黄芪、白术、怀山药、甘草、生地黄、熟地黄、山萸肉、何首乌、白芍、南沙参、北沙参、麦冬、天冬、石斛、玉竹、黄精、百合、枸杞子、女贞子、墨旱莲、炙龟甲、炙鳖甲、桑椹等。若气虚及血，又当兼以养血补血，药如当归、熟地黄、阿胶、白芍；若阴虚及阳者，又可温阳补肾，药如仙灵脾、巴戟天、肉苁蓉、杜仲、补骨脂、菟丝子、沙苑子、狗脊、胡桃仁、冬虫夏草等。

四、常用抗癌中药

1. 清热解毒类

青黛、鸭胆子、漏芦、黄芩、白花蛇舌草、重楼、山豆根、菝葜、土茯苓、半枝莲、马勃、凤尾草、龙葵、水杨梅根、牛黄、天葵子、白英、苍耳草、芙蓉叶、猪殃殃、苦参、草河车、狗舌草、蛇莓、紫草、藤梨根、椿根皮、墓头回、蒲公英、魔芋、白毛藤、唐松草、野艾、大蒜、穿心莲、粗叶败酱、野百合、冬凌草、无花果、博落回、石燕、木槿、松萝、三白草、肺形草、仙人掌等。

2. 活血祛瘀类

斑蝥、蜈蚣、蜂房、莪术、三棱、红花、郁金、姜黄、丹参、

三七、急性子、葵树子、铁树叶、王不留行、水蛭、牛西西、大黄、水红花子、石打穿、天龙、八角莲、柘木、肿节风、泽兰、马鞭草、紫金牛、刘寄奴等。

3. 软坚散结类

漆菇草、光慈菇、丽江山慈菇、猫爪草、夏枯草、牡蛎、穿山甲、海藻、昆布、僵蚕、喜树、乌骨藤、黄独、马钱子、蜣螂虫、全蝎、海蛤壳等。

4. 利水渗湿类

半边莲、生苡仁、茯苓、汉防己、八月札、木通、了哥王、瞿麦、泽漆、扛板归、野葡萄藤、石上柏、通光散、泽泻、过路黄、石韦等。

5. 化痰类

半夏、天南星、皂角刺、全瓜蒌、天花粉、前胡、山海螺、紫菀、鹅不食草等。

6. 扶正类

人参、党参、太子参、黄芪、白术、白芍、补骨脂、淫羊藿、核桃枝、女贞子、天冬、棉花根、薜荔果、龟甲、鳖甲、灵芝、蜂乳、扁豆、百合等。

7. 其他

长春花、大蓟、小蓟、威灵仙、五加皮、木瓜、寻骨风、蟾蜍、蟾酥、白花蛇、狼毒、巴豆、雄黄、砒石等。

第五章　疗效评价

一、经典疗效评价

　　肿瘤的经典概念是：癌细胞一旦形成，就永远是癌细胞。肿瘤起源于体内单细胞恶变，这种细胞不服从正常调控，在行为上充分自主，而且是不可逆的。因此，经典的肿瘤疗效评价方法是以瘤体的改变作为疗效评价标准，治疗的主要目的是达到肿瘤的完全消灭，即"无瘤生存"。认为必须完全彻底杀灭或消除最后一个癌细胞，即各种治疗手段所能达到的无瘤状态，才是肿瘤的治愈。但这仅是一个理想的目标，因为迄今为止，西医学的治疗手段包括手术、放疗、化疗甚至生物疗法及几种疗法联合的综合治疗，尚未实现这一理想目标。且这种认识常造成不必要的过度治疗。它们的近期有效率较高，瘤体常在短时间内明显缩小，但治疗的毒副作用大，对机体免疫功能的损伤严重，使患者的生命质量迅速下降，甚至因不能耐受治疗而死亡；或经过反复给药后，肿瘤细胞产生抗药性，使治疗敏感性降低。治疗上所能达到的最好疗效也仅是临床上的缓解，但肿瘤细胞不能完全消灭，即不能达到体内完全无瘤水平，远期肿瘤的复发和转移又是不可避免的。

二、疗效理念变迁

人们已逐步认识到恶性肿瘤是一种全身性疾病的局部表现，许多"早期"的癌病患者，在诊断时已有亚临床转移灶的存在。因此，经典的关于恶性肿瘤治疗观点，在强调整体医学的今天，已显示出它的弊端。这种治疗理念（特别是放疗与化疗）往往忽视患者的生存质量，瘤体虽然可在短期内缩小，但患者的体质和生活质量明显下降，可出现短期内局部复发或远处转移，患者在忍受极大毒副作用痛苦的同时，生命并未得到有意义的延长。

20 世纪 90 年代，加拿大肿瘤专家 Schipper 教授对经典的肿瘤概念提出新的认识，认为肿瘤的发生是细胞间的调控与信息传递被打乱了，癌变过程的生物学特点是调控失常，致癌作用是一个有逆转可能的连续统一体；治疗肿瘤，过度地杀伤癌细胞可能会损害机体的正常反应性，破坏机体内环境的平衡，使已失衡的机体调控作用更加恶化和紊乱。有效的治疗并不需要肿瘤的完全消退及癌细胞的全部杀灭，机体对癌症治疗的反应性是最重要的，因为由它来决定宿主的最后命运。这种观点对重新认识临床上经过充分西医治疗后仍无法避免复发和转移的现象，尤其是对中医药治疗肿瘤带瘤生存的疗效特点，提供了新的思路。

医学研究的对象是人，除了要考虑其生物性外，还必须考虑其心理因素和社会因素。医学治疗的目的应注重提高生命质量，而不仅是保存生命与改善器官功能。因此，在肿瘤治疗过程中，对患者生理、心理、社会功能的影响日益受到重视，疗效的评价更加重视人的自然性与社会性、疾病的生理性与社会心理性。

疗效的评价终点应是患者在满意的生命质量和较长的生存时间基础上取得最高的肿瘤缓解率，而不是过去单纯地强调瘤体缩小、消退及无瘤生存时间。生命质量及调整生存时间的概念被提出和引入到肿瘤学领域，将治疗成功的概念定义为在保持患者提高生存质量的同时，尽量延长患者寿命。

然而，此前西医学治疗肿瘤疗效的评价标准主要依据客观影像学对瘤体大小变化的直接和间接测量、生化及肿瘤标志物检测、人体机能状态量表（Karnofsky Performance Status Scale, KPS 评分），以及生存时间、显效时间、复发时间、生存率等。这类标准为金标准，国内外公认，便于交流，但这类标准对症状和各种体征改善的意义重视不够，而且 KPS 评分仅是行为状态测量，在测量时仍以医生为主体，很难避免和排除主观因素影响，且不包括生命质量研究所包含的多维概念，缺乏对患者综合生活能力及生命质量的评定。

三、生命质量

20 世纪 90 年代以来，国际上已将癌病患者的生命（存）质量作为临床研究的重点，生命（存）质量将成为全面评价肿瘤疗效的重要标准而被广泛应用。生命（存）质量，是一个建立在一定文化价值体系之上的、以健康概念为基础，包括躯体机能状态、精神心理活动、社会功能、健康感觉及与疾病相应的自觉症状等的多维概念。它强调患者自身对生活经历的主观感受，是评价健康水平的综合性指标，它更能全面地反映人体的健康状况。

癌症患者的生命（存）质量是关于综合评价癌症患者生活中躯体功能的、心理的、社会的、经济的、情绪的、疾病本身及其治疗引起的症状和体征等多方面因素质与量的一个健康概念。世界卫生组织（WHO）将理想的生命（存）质量定义为某人在四个基本方面均获得满意的功能状态：即社会、心理及精神、职业、躯体，这四个方面是前后延续并相互依赖的。而恶性肿瘤康复的定义主要是针对恶性肿瘤所导致的原发性或继发性残疾，通过医学、教育、心理、职业等综合性手段，使癌病伤残者的心理和功能障碍尽可能得到改善或恢复，从而达到延长生存期、改善生存质量、回归社会的目的。具体来说，就是把疾病或治疗所带来的生理、心理、社会或人生观的损伤降低到最小。

生命（存）质量的评测一般应包括以下几个部分：①体力，如动作、精力、完成日常活动的能力等。②生理需求，如睡眠、食欲、性欲等。③情感，如喜怒、忧虑、抑郁、期望、情感的自我控制能力等。④社会活动与完成工作的能力及与家庭、朋友、社会团体的交往和关系。⑤智力、思维、判断、记忆、自信、决策能力等。⑥自我感觉，对于生活的满足程度、对自己健康状况的评价。⑦对医护的需求程度。

生存质量具有以下一些特点：①多维性，主要包括生理机能、心理功能、社会功能及精神健康等方面。②注重主观感觉，通过对主观感觉的测量可以获得如疼痛、情绪、满意度、健康的自我评价等信息，而这些都是用其他生物医学检查方法所不能获得的。③既评价健康的负面状况，也从正向反映健康。④可以通过一定的方法测量，具有一定的可操作性。

其实，证候包含了患者的躯体功能、主观感受、疾病及其治疗所致的症状和体征等生命质量所反映的内容。中医在对疾病进行综合辨治的同时，重在调整、改善人体脏腑经络气血功能活动与整体机能状态，提高对环境（自然、社会）的适应能力。治疗中强调阴阳平衡、天人相应、形神合一、不治已病治未病等整体观，这与生命质量的内涵是一致的。从某种意义上说，生命质量在中医理论与临床体系中早有体现。"证"是从中医角度对生命质量的一种独特认识与评判，是一个观察、判断的动态过程。而"辨证论治"则是一个在动态监测生命质量变化的基础上，随时调整治疗方案以达到提高生命质量的过程。因此，将生命质量的评价方法引入中医药治疗肿瘤疗效的评价之中，较之既往单纯从生物学角度去评价疾病防治有效性而采用患病率、病死率、存活率、致残率，或痊愈、显效、好转、无效等指标，无疑更全面、更准确、更客观，也更易为医患双方所接受。

此外，生存质量的内涵和特点与中医学的健康观有许多共同之处，生存质量与中医学关于人体生命活动规律和健康的整体观十分相似，这就为中医学应用现代有关生存质量的研究成果奠定了基础。将生存质量引入中医药临床疗效评价中，有助于充分反映中医药的疗效，其实，查阅近年来相关研究文献，不难发现越来越多的中医药临床研究都已应用生存质量的相关评测工具作为疗效评价手段之一。

生存质量量表是进行生存质量研究的主要测量工具和手段。量表是指对患者（被试或受测者）的身体、心理及社会等方面进行定量观察、分析，并加以解释及评价。量表中既包含定性资料又包含定量资料，既有客观指标又有主观指标。依量表评价内容可分为普通量表和具有特定功能及目的的特殊量表，其国内外公开发表的就有 100 余种，在具体临床科研运用时，完全适合我国国情的量表尚需进一步修订、编制和考评。

四、中医疗效评价

中医临床面对的肿瘤患者多为晚期，已接受手术及放化疗或此后又复发者。其病情复杂，体质较差，且多有并发症，或出现转移，此时，现有的任何治疗手段都不能使肿瘤病灶消失。因此，对大量的中晚期患者，西医学缺乏有效的治疗方法。

目前，我国应用中医药治疗肿瘤的疗效评价标准尚待完善。其疗效评价或是借用西医学肿瘤疗效评价标准，即依据影像学测定瘤体大小及生存时间，它不仅不能显示中医药治疗肿瘤的特点和优势，对晚期肿瘤、肿瘤术后复发转移及术后患者治疗评价亦有很大的局限性；或是以中医症状为主，将中医症状改善作为疗效判定标准。这种标准反映了中医药治疗肿瘤的特点及优势，但对有关情绪或心理状态的描述欠充分，缺少对患者的社会性及相关因素的反映，缺少客观性和标准化指标，难以被接受和交流，限制了发展。

治疗的主要目的是如何减轻患者痛苦、延长生存期、提高生存质量。因此，单纯以局部瘤体的变化程度作为疗效的评价标准并不能全面客观地反映中医药治疗肿瘤的疗效。与以杀伤为目的而建立的西医疗法不同，"带瘤生存"、生命质量的提高和延长，便成为中医疗效评价的重要方面。疗效评价具体包括两个方面：肿瘤患者证候、病症变化的评价与生存质量的评价。前者以建立我国常见恶性肿瘤辨证分型标准，并确立病症的量化值为前提；而后者则多由量表完成，可以通过统计方法将评价资料进行量化考评，以提高评价的科学性。

全面客观地评价中医药治疗肿瘤的疗效，需要研究制订一个既能体现中医药治疗肿瘤的特色及优势，又能适应西医学肿瘤临床疗效的评价要求及发展趋势的标准。有学者认为，疗效 = 质量调整生命年（生命质量 / 生存时间）+ 证候缓解率 + 肿瘤缓解率，它们对观察治疗效果、动态监测病情、预防肿瘤复发与转移均有重要意义。

第六章 癌病辨治

一、脑　　瘤

　　常见的脑部肿瘤有垂体瘤、胶质瘤、脑部转移肿瘤等，脑瘤主要病理因素除痰、毒、瘀外，还与风相关。盖头为清阳之府，高巅之上，惟风可到，痰随风行，风动痰应。本病病位在脑府，故临床常见头痛、眩晕、恶心、呕吐、视歧、抽搐、肢体偏瘫、感觉或运动异常、精神及意识障碍、甚至昏迷等，CT、MRI 检查可发现颅内占位性病灶等。治疗重在抗癌、消肿、化痰、祛瘀、息风。常用药有法半夏、胆南星、天竺黄、僵蚕、泽漆、白芥子、白附子、山慈菇、皂角刺、泽泻、川芎、丹参、水蛭、桃仁、红花、蜈蚣、全蝎、露蜂房、鬼箭羽、炮山甲、天麻、钩藤、白蒺藜、羚羊角粉、珍珠母、石决明、龙骨、牡蛎、紫贝齿、白花蛇舌草、夏枯草、漏芦、玄参、蔓荆子、白芷等。对因颅内压增高而出现昏迷、呕吐者，可加用牛蒡子、牵牛子、大戟等；若火热之象较甚，症见头痛且胀、烦躁不安、口干且苦、便秘溲赤、舌红苔黄者，可配清热泻火通腑之品，如生大黄、牛黄、川黄连、龙胆草、炒黄芩等；病变后期，因脑减髓消而症见眩晕目花、耳鸣失聪、腰酸膝软者，酌入填补肾精之品，药如制首乌、制黄精、熟地黄、炙龟甲等。

二、鼻咽癌

主要为癌毒热化，热毒壅盛，气阴两伤。因病位浅表，多可视及或扪及肿块，常有红肿、疼痛、溃破、出血，见异常分泌物，并常伴口干、口苦、尿黄、舌红、苔黄等热象，病理检查可确诊。治以清热抗癌解毒为主，兼以化痰祛瘀。常用药有半边莲、半枝莲、白毛夏枯草、白花蛇舌草、蚤休、马勃、山豆根、菝葜、漏芦、龙葵、牛蒡子、草河车、野菊花、黄芩、夏枯草、土茯苓、紫草、土贝母、胆南星、山慈菇等。因这类肿瘤常采用放射治疗，故热毒伤阴之象尤为明显，表现为局部红肿、灼热、疼痛、干燥等，治当注重益气养阴、生津润燥，药如太子参、南沙参、北沙参、天冬、麦冬、天花粉、知母、芦根、玄参、石斛、生地黄等；热毒深入血分，症见鼻衄出血者，还可参入赤芍、牡丹皮、水牛角、紫草等凉血化瘀。

三、肺　癌

肺癌初始多由烟毒内薰或邪毒侵肺等伤及正气，致使正气难以御邪，邪毒久滞，其致病之性愈强而酿成癌毒。癌毒阻隔经络气血，气滞津凝为痰，血脉失畅而为瘀，成为癌瘤，留于肺叶，日渐增大，阻滞气机则胸闷且痛，气机逆而不降则咳嗽，损伤肺络则咯血，肺气壅滞而不能布津，津凝成痰则喘促、咳痰。癌毒鸱张，阴液枯竭，虚热内扰，则低热绵绵等，癌瘤夺精微以自养，则形体日瘦。病至中晚期，癌毒伤正，津气亏耗，机体机能愈益失调、衰弱，可见面萎虚浮，大骨枯槁，大肉尽脱，声低息微，神志衰惫，咯血闷仄，喘脱昏厥恶候。治疗仍以抗癌解毒为原则，而其他治法，则可视不同临床阶段的病机特点而配伍运用。初期，正虚不显时，以抗癌解毒配合化痰软坚、消瘀散结为主；中期，兼有肺之宣肃功能失调时，可在初期治法的基础上，适当伍入调理肺脏宣肃功能之品；晚期，正虚明显者，则以补益气血津液阴阳为主，兼顾运脾开胃等。常用药有南沙参、北沙参、天冬、天花粉、法半夏、陈皮、胆南星、白芥子、莱菔子、苏子、葶苈子、泽漆、桔梗、杏仁、土贝母、僵蚕、瓜蒌皮、山慈菇、羊蹄根、冬瓜子、远志、石菖蒲、猪牙皂、露蜂房、苏木、红花、桃仁、降香、蒲黄、仙鹤草、旋覆花、平地木、射干、猫爪草、鱼腥草、金荞麦、蜀羊泉、白花蛇舌草等。

在肺癌的复方治疗中，应视病情而辨证择用抗癌解毒药，如热毒甚者，当选白花蛇舌草、山慈菇、漏芦等；瘀毒重者，当用炙蜈蚣、土鳖虫等；痰毒甚者，用制南星、炙僵蚕等；病以血分瘀邪为主者，可逐瘀为先，伍用莪术、炮山甲等；兼气机阻滞者，可配用八月札、路路通等；肿著者，加王不留行、海藻、菝葜等。

癌毒致病暴戾，病情顽固，且必与痰、瘀之邪相搏，以避机体正气与药力的搜剔，故非虫类搜剔解毒之品不能引药力达病处，以收搜毒、剔毒、除毒之功，故可多伍用炙僵蚕、炙蜈蚣、露蜂房、土鳖虫等虫类抗癌解毒药。

热伤血络者，兼以凉血止血，药如白茅根、侧柏叶、大蓟、小蓟、牡丹皮、紫珠草；饮停胸胁者，合用己椒苈黄丸，改丸为汤，甚者加用商陆根、煨甘遂、制芫花、制大戟等以泻水逐饮；癌毒走注，骨痛明显者，加透骨草、炙蜈蚣、制乳香、延胡索等搜剔定痛。

四、肝癌、胆囊癌

本病以湿热瘀毒、郁结肝胆为主要病理因素，与外感湿毒之邪关系密切，临床表现有胁痛、胁下癥块坚硬触痛，甚至表面高低不平、纳差呕吐、腹胀腹水、黄疸等，苔多黄腻，或白腻罩黄，舌质偏红，甚至暗红绛紫，有瘀点、瘀斑，B超、CT、MRI及相关实验室检查可确诊。治疗以抗癌解毒、散结消癥、清化湿热瘀毒为大法。常用药有茵陈、蒲公英、黄连、黄芩、黄柏、苦参、黑山栀、半边莲、半枝莲、虎杖、白花蛇舌草、垂盆草、鸡骨草、田基黄、土茯苓、龙葵、平地木、柴胡、苍术、厚朴、法半夏、青皮、陈皮、枳实、枳壳、八月札、益母草、水红花子、莪术、土鳖虫、蜈蚣、蟾皮、露蜂房、水蛭、炮山甲等。血分瘀毒较甚者，常合用凉血化瘀之法，药如水牛角、生地黄、赤芍、牡丹皮、紫草等；湿浊甚，症见脘腹胀满，泛恶欲吐，纳谷量少，苔腻者，可配草果、晚蚕砂、白蔻仁等化湿泄浊；胁痛明显者，可加用延胡索、制乳香、九香虫等；患者因过用苦寒，阳气受损，或素体阳虚，可加少量肉桂、炮姜以振奋阳气，有助于湿邪化解。

五、食道癌、胃癌

食道癌、胃癌病理因素主要为癌毒、气滞、痰阻、瘀结。临床表现为吞咽困难、恶心呕吐、胃脘疼痛、痞胀噫气、嗳腐吞酸、口中多痰、甚至吐出咖啡色物、消瘦迅速等，食道钡透、胃镜、病理检查及CT可确诊。治疗当以祛邪解毒、行气祛瘀、化痰降逆为基本治法。常用药有苏梗、香附、八月札、青皮、陈皮、佛手、香橼、枳壳、枳实、木香、砂仁、瓜蒌皮、厚朴、苍术、法半夏、竹茹、胆南星、白蔻仁、草果、莱菔英、莱菔子、威灵仙、急性子、山慈菇、蜣螂虫、蟾皮、刺猬皮、瓦楞子、蜈蚣、九香虫、土鳖虫、莪术、失笑散等。临证可根据患者的临床表现，辨别痰浊瘀滞之主次，以及是否夹有湿热、肝郁、肝火、中虚及出血等，以随症加减施治。如口苦口黏、泛吐酸苦水、脘痞纳差、舌苔黄腻，属湿热内盛者，合以清化湿热之品，药用黄连、吴茱萸、苍术、藿香、佩兰、蒲公英；胃脘胀痛、嗳气频频、或痛引两胁、脉弦，兼见气机郁滞，肝胃不和者，合以疏肝理气和胃之品，药选柴胡、制香附、青陈皮、娑罗子、八月札、苏梗、香橼皮、佛手；呕吐痰涎较多，舌苔厚腻，痰浊偏盛者，酌加法半夏、制南星、瓜蒌皮、陈皮、竹茹、旋覆花、代赭石；疼痛剧烈，甚至痛不可忍者，选用九香虫、延胡索、失笑散，或再加复方马钱子胶囊；有呕血或黑便者，又当参照血证论治。

从临床实际看，这类患者多兼有湿热内蕴或寒热错杂，故常采用温清并施、苦辛通降之法，如半夏泻心汤、左金丸、连理汤、栀子干姜汤等。

六、肠　癌

肠癌主要病机是湿毒瘀滞肠腑，腑气不利。临床表现为腹痛、腹泻、大便夹脓血、大便形态改变、排便困难、或腹部扪及包块等，CT、肠镜及病理检查可确诊。脾病多湿，故癌毒搏瘀，兼夹湿浊与湿热，是肠癌的病机特征。治以抗癌解毒、清肠化湿、祛瘀通腑为大法。常用药有川黄连、黄芩、黄柏、苦参、石上柏、大黄、红藤、败酱草、凤尾草、白头翁、地锦草、土茯苓、马齿苋、榆花、地榆、苍术、厚朴、槟榔、生苡仁、桔梗、冬瓜子、椿根皮、土鳖虫等；湿为阴邪，可酌配少量温中暖土之炮姜、吴茱萸、肉桂等，寒热并用，以加强清化湿浊之力；六腑以通为用，遣方用药当注意行气通腑，药如枳实、瓜蒌仁、木香、槟榔、莱菔英、大腹皮、大黄、独角蜣螂等，不可轻用兜涩，使邪恋难去。

七、膀　胱　癌

其主要病理因素为下焦湿热瘀毒蕴结，临床表现为尿血、尿痛、腰酸胀等，膀胱镜下可见肿块，病理检查可证实。治宜清化下焦湿热瘀毒为主。常用药如炒苍术、黄柏、生苡仁、炒苡仁、苦参、石上柏、萆薢、土茯苓、漏芦、半枝莲、龙葵、石韦、大蓟、小蓟、萹蓄、瞿麦、木通、车前草、车前子、海金沙、猪苓、茯苓、泽泻、泽兰、牛膝、制大黄、赤芍、牡丹皮、露蜂房、炙蟾皮、蜈蚣、山慈菇、水蛭、僵蚕、海藻等。尿血明显者，加白茅根、茜根炭、蒲黄炭；小溲不利，小腹胀急者，加乌药、桂枝等通阳化气。

八、乳　　癌

主要病理因素为癌毒、肝气、郁火、痰瘀。本病发于女性，肝气不疏，痰瘀阻络，易致乳房肿块，若日久气火痰瘀酿生癌毒，则见局部增生、破溃、腐烂、形若菜花。治当解癌毒、疏肝气、散郁火、化痰瘀。常用药有龙胆草、夏枯草、山栀、菊花、香附、青皮、陈皮、八月札、佛手、橘核、漏芦、菝葜、半枝莲、白花蛇舌草、蒲公英、土茯苓、山慈菇、王不留行、天冬、僵蚕、海藻、昆布、土贝母、川楝子、延胡索、穿山甲、皂角刺、蜈蚣、露蜂房、蟾皮、失笑散等。

乳腺癌位于体表，易于发现，多能早期接受手术治疗，故中医所治疗的乳癌患者大多属术后患者。为防癌肿复发，对此类患者在运用抗癌解毒、化痰消瘀、软坚散结等法治疗的同时，还应注意伍用益气养阴、益肾固本之品，以扶正祛邪，药如炙黄芪、太子参、制黄精、天花粉、天冬、石斛等。

九、宫颈癌、卵巢癌

主要病理因素为湿热瘀毒阻滞胞宫。诊断除见月经异常、带下恶臭、腹痛腹坠、腰酸腰痛外，主要依据妇科体检及病理检查。治疗重在清化湿热瘀毒，常用药有炒苍术、黄柏、石上柏、土茯苓、红藤、败酱草、墓头回、椿根皮、漏芦、白花蛇舌草、刘寄奴、益母草、泽兰、马鞭草、凌霄花、桃仁、红花、山慈菇、僵蚕、海藻、穿山甲、地鳖虫、蜈蚣、露蜂房等。选药宜选用入肝经、入下焦之品为主。

十、白　血　病

白血病系癌毒滋生于血分，蕴结化热，并随血循而行，无处不至。癌毒与痰瘀搏结，日久耗伤阴血。中医辨治白血病扶正与祛邪常结合进行，祛邪是针对热毒和痰瘀，扶正是指调理与补益，以增强全身机能。在病程的各阶段，治疗应有所偏重。初期多清瘟解毒，辅以扶正；化疗间歇期，常补血安神，或滋补肾阴，兼清余热；缓解期，则以补养气血、滋补肝肾为主；诱导缓解阶段以祛邪为主；巩固维持阶段以扶正为要。

白血病治疗初期，相当于西医学的诱导缓解期，患者以正气虚弱，邪毒炽盛为主。因邪毒入血伤髓，再与营血相搏结，导致气血瘀滞更盛，故治疗以攻邪为主，先解毒化瘀，祛邪以达匡正，冀正气能复。常选用青黛、金银花、半枝莲、黄药子、白花蛇舌草、龙葵、蟾酥、片姜黄、土鳖虫、蚤休、土茯苓、山豆根等以解毒抗癌祛邪；对于热毒内盛者，可加石膏、知母、大青叶、板蓝根、连翘；热迫血溢者，可加景天三七、茜草根、仙鹤草、旱莲草、白茅根、鲜藕；淋巴结肿大者，加浙贝母、牡蛎等；痰湿中阻者，可加半夏、陈皮、生苡仁、茯苓；阴虚内热、骨蒸盗汗者，可加白薇、青蒿、瘪桃干、浮小麦。同时，应酌加益气养阴、补肾扶正治本之品，药如太子参、生黄芪、茯苓、白术、山药、沙参、麦冬、黄精、枸杞、女贞子等。

在化疗期间，患者往往胃肠道反应明显，治疗可用补气健脾、和胃降逆之法。如恶心呕吐严重者，加竹茹、法半夏等。化疗后，患者在骨髓抑制期，往往表现为身疲倦怠、四肢乏力、短气懒言、或见五心烦热、或皮肤甲错、骨蒸劳热、心神不宁、夜寐多梦、口渴咽干、舌质淡红或嫩红，少苔或少津，脉细或数等气血两虚、气阴不足的症状。此阶段的治疗应以补益气血、填补肾精为主，清热解毒抗癌为辅。补益可选补骨脂、淫羊藿、女贞子、旱莲草、山萸肉、黄芪、党参、熟地黄、白芍、阿胶、鸡血藤等。疾病晚期，正气大伤而癌毒痰瘀较剧，不宜猛攻，易进一步损耗元气真阴，使病情恶化。应用西医学的化疗可迅速杀灭大部分白血病细胞，但微小残留病灶的存在是导致白血病复发的根源，且白血病患者多有免疫功能缺陷，因此，重建及恢复白血病患者的免疫功能是治疗白血病微小残留病灶的根本措施，以益肾填精、扶正培本之法调整及提高机体免疫功能可恢复正常骨髓的造血功能。

十一、恶性淋巴瘤

多在内虚的基础上出现六淫、伤食等致使脏腑经络失调，脾虚运化失常，阴阳气血亏虚，邪毒郁结积聚，机体痰阻、气滞、血瘀、毒蓄等结聚成块。治疗以抗癌软坚、化痰祛瘀为主。对恶性淋巴瘤有效的中药有干蟾皮、海藻、猫爪草、夏枯草、穿山甲、皂角刺、黄药子、生牡蛎、慧茵仁等。组方应结合消痰散结与活血化瘀药等一同治疗。消痰散结药如半夏、制南星、陈皮、浙贝母、炙僵蚕、炙鳖甲等，活血化瘀药如桃仁、莪术、三棱、赤芍、郁金、穿山甲等。病初多兼有热毒蕴结，可配合使用清热解毒之品，药如七叶一枝花、猫爪草、半枝莲、白花蛇舌草等；病久多兼正虚不足，宜配用健脾益气之品，如党参、太子参、白术、茯苓、灵芝、刺五加等。

第七章　并发症辨治

一、发　　热

　　在肿瘤的并发症中，发热是常见的症状，即所谓癌性发热。癌性发热属于中医内伤发热范畴，机理多端，或癌毒伤正、气虚阳浮，或耗伤阴血、阴虚内热，或血虚阳浮，或癌毒瘀结、蕴而化热，或湿热蕴蒸、发为内热，且诸因常交织一起。治疗思路涉及两端，一则对症处理，可直接选用具有退热功效的中药，如功劳叶、白薇、银柴胡、荜草等；二则消除病因，或扭转病机，如对气虚阳浮者，伍以炙黄芪、潞党参、白术、太子参、茯苓、甘草；对阴虚津伤者，配以天花粉、玄参、天冬、生地黄、炙鳖甲等；对湿热内蕴者，伍用青蒿、滑石、炒苍术、厚朴、炒黄柏，或合三仁汤、蒿芩清胆汤；对瘀血发热者，宗王清任血府逐瘀法，药如柴胡、川芎、赤芍、牡丹皮、炒当归、桃仁、川牛膝等。

二、疼　　痛

　　疼痛是癌病中晚期常见的并发症，是因癌毒痰瘀阻滞经脉，不通而痛所致。由于疼痛是癌病发展到中晚期的症状，治疗常难以取效（特别是肿瘤侵犯、压迫神经者，如胰腺癌肿瘤侵犯腹膜后神经丛所致的顽固性腰腹痛等）。中医辨治思路常涉及以下几方面。

1. 重用软坚消肿药，药如炙僵蚕、土贝母、夏枯草、生牡蛎、海藻、炙鳖甲等，冀癌瘤肿胀消减，堵塞缓解，达到通则不痛之目的。

2. 行气活血药的伍用，如柴胡、郁金、制丹参、川芎、红花等，流畅经脉，活动气血，缓解瘀闭。

3. 中药止痛药的伍用。临床在以复法大方治疗的同时，常加九香虫、制南星等止痛，甚可加罂粟壳，或配合运用马钱子胶囊，能收到一定的疗效。此法对部分患者可起到较长时间的解痛作用。

4. 其他止痛法的综合运用，如缓急止痛、温经止痛、补虚止痛等，可结合辨证，灵活使用。

三、出　血

当癌毒伤及血脉时，每有出血现象，如肺癌之痰中夹血、咯血，胃癌之黑粪、呕血，肠癌之便血，膀胱癌之尿血等。癌肿患者出血以热毒伤络者居多，亦有因气不摄血及瘀血阻络、血不归经者。治当根据出血的颜色、部位、伴随的症状辨别寒热虚瘀，并结合调理脏腑功能而治之，如润肺、清肝、健脾、滋肾等。热伤血络者，宜清热泻火、凉血止血，药如大黄炭、黑山栀、生地黄、牡丹皮、白茅根、地榆、侧柏叶、大蓟、小蓟等；气不摄血者，宜益气健脾、补虚摄血，药如潞党参、焦白术、炙黄芪、茯苓、当归、龙眼肉、仙鹤草等；阳虚者，加制附片、炮姜炭、陈艾炭；夹有瘀血者，当用化瘀止血之品，药如三七粉、花蕊石、蒲黄炭、云南白药等。

四、走　注

癌毒随气血运行而走注弥散，治疗仍以抗癌解毒为主要治法，先根据原发病位而择用抗癌解毒归经药物，如肺癌脑转移，症见头昏、眩晕、泛恶欲吐等，组方可用对肺经癌毒有效之白毛夏枯草、土鳖虫、炙鳖甲、白花蛇舌草、海藻等，同时伍用调理药，冀被袭扰脏腑症状得以缓解，功能得以回复。因癌毒走注脑府后所致的头昏、眩晕、泛恶欲吐等症状系引动肝风痰浊所致，故伍用天麻、钩藤、炙僵蚕、泽泻、法半夏等平肝息风化痰；若同时再伴有骨转移而疼痛剧烈者，方中可另加止痛药以对症处理，药如制乳香、九香虫、延胡索、制南星等，并加用透骨草、骨碎补等引经，加用全蝎、炙蜈蚣等虫类药物以深入骨骱，搜剔癌毒。

第八章 化放疗毒副反应辨治

一、化 疗

化疗的毒性作用复杂，其共同特点是影响代谢分裂增殖较快的正常细胞，如骨髓干细胞、胃肠道黏膜细胞和毛囊细胞，从而引起骨髓抑制、胃肠道反应、脱发等。其中骨髓抑制是其毒性的主要方面。就具体药物而言，尚各有其毒性：如铂类药物的肾毒性、抗代谢剂的肝毒性、蒽环类的心脏毒性、M 期药物的神经毒性等。化疗毒性的临床表现常见有恶心、呕吐、厌食、腹胀或便秘、短气乏力、心悸、头昏、腰膝酸软、面色苍白、自汗或盗汗、畏寒肢冷、或发热、脱发等。

1.局部反应

静脉注射外漏可引起局部疼痛、肿胀、甚或坏死、化脓，可辨为风毒、湿毒、热毒等侵袭肌肤，治以清热解毒、祛风除湿等法，药用金银花、连翘、黄芩、防风、荆芥、苦参、地肤子、土茯苓等。

2.骨髓抑制

表现为全血细胞减少，辨为气血不足、肾精亏虚，治以补气养血、益肾填精，药用西洋参、炙黄芪、炒当归、鸡血藤、白芍、制黄精、怀山药、菟丝子等，伴出血者，加用仙鹤草、白及、炮姜等；伴感染者，加入清解之品，药如葛根、鸭跖草、金银花、连翘、紫花地丁、黄芩、防风、生石膏等。

3. 胃肠道反应

食欲不振,辨为胃气不和,治以开胃助纳,药用炒白术、茯苓、陈皮、砂仁、炙鸡金等;恶心呕吐,辨为胃失和降,治以降逆止呕,药用陈皮、法半夏、苏梗、代赭石、沉香等;腹泻或血性便,辨为脾失转输、肠络受损,治以健脾止泻之法,药用炒白术、茯苓、陈皮、炒苡仁、炒怀山药等;伴大便出血者,加生槐花、侧柏炭、炮姜、地榆炭等;便秘,辨为肠腑传导失司,治以行气通腑导便之法,药用炒枳实、厚朴、生首乌、火麻仁、郁李仁、生白术等。

4. 肝功能损害

多表现为黄疸与肝功能异常,辨为湿热郁蒸肝胆,治以清肝解毒、利湿退黄,药用茵陈、虎杖、郁金、田基黄、垂盆草、鸡骨草、五味子、炙女贞子等。

5. 心脏功能损害

表现为心肌缺血、心律失常,心肌缺血者,辨为心脉瘀滞,治以活血宽胸之法,药用炙水蛭、制丹参、郁金、薤白、桂枝等;心律失常者,辨为心气阴两伤,治以益心气、养心阴之法,药用太子参、麦冬、五味子、苦参、桂枝、牡蛎等。

6. 肺毒性

多表现为肺间质炎与纤维化,临床可见胸闷、咳嗽、咳痰等,辨为肺络瘀滞、痰浊留滞、宣降不利,治以祛瘀化痰、宣肺降气之法,药用平地木、苏木、丝瓜络、南沙参、炙僵蚕、瓜蒌皮、炙麻黄、桔梗、杏仁、蒸百部、炙款冬、炒苏子等。

7. 泌尿系统毒性

多表现为肾损害与出血性膀胱炎,辨为肾体受伤、浊毒潴留、阴络受损，治以益肾泄浊、清热止血之法，药用熟地黄、制黄精、怀山药、菟丝子、制大黄、六月雪、荠菜花、猪苓、泽泻、侧柏叶、白茅根、蒲黄炭等。

8. 脱发和皮肤反应

皮肤色素沉着，角化增生，皮肤皲裂，其中皮肤色素沉着，辨为瘀血留滞，治以活血化瘀，药用制丹参、炒当归、鸡血藤、紫草等；角化增生、皮肤皲裂，辨为痰瘀痹阻、津气耗伤、肌肤失养，治以化痰祛瘀、活血软坚、生津润肤，药用炙僵蚕、制南星、海藻、制丹参、炒当归、鸡血藤、莪术、生首乌、制黄精等。

9. 神经系统反应

多表现为指（趾）端麻木或感觉异常、头痛等，指（趾）端麻木或感觉异常者，辨为顽痰瘀血、阻滞络脉，治以化痰祛瘀、活血和络之法，药用炙僵蚕、制南星、炙桑枝、炒当归、鸡血藤、炙水蛭、炙全蝎、白芥子等；头痛者，辨为络脉不利，治以和络止痛，药用川芎、蔓荆子、天麻、葛根、白芷、炙全蝎等。

10. 生殖功能障碍

多表现为影响精子的形成或直接损伤精子，导致精子数量减少与质量下降，辨为肾虚而难主生殖，治以补肾以强精虫，药用熟地黄、制首乌、制黄精、炙龟甲、补骨脂、菟丝子、仙灵脾等；闭经，辨为肾精不足、冲任不充，治以益肾填精、充盈冲任，药用熟地黄、制首乌、炙龟甲、炒当归、鸡血藤、桂枝、香附、益母草等。

二、放　疗

副反应多见于对血液系统的不良影响，如血小板与白细胞减少，另外，还会对患者的消化系统、呼吸系统等造成损伤。中医认为放疗射线是一种火毒，放疗后的射线会进一步损害人体的五脏六腑，导致气血津液的耗伤。其副反应分局部反应与全身反应两个方面。

1. 局部反应

分急性放射性损伤和后期放射性损伤两部分。

（1）急性放射性损伤

局部反应有皮肤黏膜充血、水肿、溃疡等，辨为血分风热、湿毒恋表，治以祛风清热、凉血除湿、解毒敛疮之法，药用凌霄花、防风、蝉衣、生地黄、苦参、地肤子、白鲜皮、仙鹤草等。

照射的相应部位发生食管炎、肺炎、肠炎等，辨为气血瘀滞。放射疗法首先损伤脏腑气机，继而引发血脉不畅，故治以理气活血为大法。食管炎者，可结合宽胸和中降逆，药用制丹参、蛣蜋虫、九香虫、苏梗、炒枳壳、法半夏、厚朴等；肺炎者，可兼以养阴润肺、化痰止咳之法，药用平地木、苏木、杏仁、南沙参、北沙参、炙僵蚕、蒸百部、炙款冬等；肠炎者，可合以清肠和中、健脾止泻之法，药用葛根、黄芩、马齿苋、苍耳草、陈皮、炒白术、炒苡仁、乌梅等。

（2）后期放射性损伤

头颈部放疗后组织萎缩纤维化，辨为阴血不足、瘀血阻滞、肌肤失荣，治以滋阴养血、活血软坚、荣肌润肤，药用制首乌、制黄精、鸡血藤、炒当归、仙鹤草、白及、制丹参、桂枝、姜黄、土鳖虫等。

唾液腺分泌减少，导致口干，辨为热毒炽盛、阴津耗伤，治以清热养阴、生津润燥之法，药用生地黄、天花粉、玄参、天冬、麦冬、制黄精、石斛、乌梅、生甘草等。

引发龋齿，辨为肾精不足，难以荣齿，治以补肾填精固齿，药用熟地黄、制首乌、制黄精、怀山药、炙龟甲、菟丝子等。

胸部放疗致心肌梗死发生率增加，辨为心脉瘀滞、胸阳仄阻，治以宽胸通阳、活血消瘀，药用炙水蛭、制丹参、川芎、郁金、薤白、桂枝、瓜蒌皮等。

腹部放疗致肠粘连与梗阻，辨为气血瘀滞、腑气不通，治以行气通腑、活血止痛，药用蜣螂虫、九香虫、制丹参、制大黄、桃仁、沉香、炒枳实、厚朴等。

2. 全身反应

近期反应表现为乏力、厌食、恶心呕吐、头痛、骨髓抑制等；远期反应主要为免疫力下降，表现为反复呼吸道感染等。

（1）近期反应

乏力：辨为气阴两伤，治以益气养阴，药用西洋参、太子参、制黄精、炒怀山药等。

厌食、恶心呕吐：辨为胃气不和、气逆不降，治以开胃助纳、降逆止呕，药用炒白术、陈皮、砂仁、炙鸡金、法半夏、苏梗、代赭石等。

头痛：辨为血虚肝旺、经脉不畅，治以养血活血、息风止痛，药用炒当归、鸡血藤、白芍、川芎、天麻、炙僵蚕、蔓荆子等。

骨髓抑制：辨为气血不足、肾精亏虚，治以补气养血、益肾填精之法，药用西洋参、太子参、制黄精、炙黄芪、炒当归、鸡血藤、白芍、鹿角胶、阿胶、炙龟甲等。

（2）远期反应

免疫力下降、反复呼吸道感染等：辨为气血不足、肺卫不固，治以补养气血、固表御邪之法，药用炙黄芪、西洋参、制黄精、炒当归、白芍、防风、一枝黄花等。

第九章 中医药治疗癌病优势

一、副作用小、经济便利

与西医学的手术、化学、放射治疗等相比，中药复方效应缓和，大多数中药长期服用也无毒副反应，且中药材价格低廉，治疗成本不高，使用方便，可自行加工、或由诊所与医院代为加工，按时服用即可，无须住院行术前体检、准备等，也无须承受较多的医疗创伤痛苦。

二、个体施治、灵活及时

中医辨治恶性肿瘤，强调个体施治，体现在因病、因人施治两方面。因人者，不同年龄、不同体质、不同性别、不同职业等，选药组方各有不同；因病者，不同癌肿，或同一癌肿的不同病期，择用抗癌解毒、调理扶正药也各有差异。此外，诊疗过程中的复方药物加减可跟踪疾病变化而进行实时监控治疗，使治疗更及时、更灵活，这对控制与缓解病情的发展是非常有益的。

三、兼顾全面、减轻病痛

中医复方由多味中药组成，治疗可涉及攻邪、扶正、调理等三个层面。攻邪，即抗癌解毒、软坚散结，可缩小癌瘤，抑制病情的发展；扶正，即扶助正气，可抗御癌邪，补益病程晚期之体质虚弱；调理，则可调整癌瘤所致脏腑功能之失调。复方配伍中的多成分、多靶点的多元治疗效应体现了中医复方药物系统对癌肿病理状态下机体系统的全面综合调节。医者通过复方组合与药物构成设置，既可加强对疾病主要方面的攻坚治疗，又可兼顾病机关联而进行综合治疗，从而减轻病痛，如止痛、疗虚、增加食欲等。

四、抗癌解毒、缩小癌瘤

根据现代药理研究成果，很多中药具有明显的抗肿瘤生物活性，其中不乏广谱者，临床配伍运用后，能有效地缩小癌瘤体积，缓解病情，延缓病程的发展。

五、对症治疗、抵御毒副

相当一部分癌肿患者，或是在手术后来就诊的，或在中药治疗的同时，进行放化疗。对此，中医复方辨治应在抗癌消瘤的同时，针对体质虚弱、免疫力下降等放化疗毒副反应等辨证用药，每可达到增强体质、减轻症状、缓解毒副反应的目的。如化疗后的贫血、脱发、呕吐、纳少等，可分别辨证为营血亏虚、血不生发；胃气不和、失予纳降等，治以养血生发或和胃降逆助纳等法。

六、和平共处、带瘤生存

长期服用中药复方可改造肿瘤细胞及机体的环境，从而使长期"带瘤生存"成为可能。在此状态下，肿瘤细胞不增殖或增殖缓慢、机体环境持续改善可延长患者生存时间，提高生活质量。因此，中医的疗效观是在满意的生命质量和较长的生存时间基础上取得最大限度的肿瘤缓解率，"带瘤生存"和生命质量提高是其显著特点，这些与以杀伤为目的而建立的西医疗效观有着本质的区别。

七、增强体质、延长生命

这也是中医治疗恶性癌肿的特色之一。中医复方中可伍用培补扶虚药，一则扶助正气，提高机体抵抗力，抗御癌邪，延缓病情进程；二则增强体质，提高机体活动能力，改善生存质量；三则阻止恶病质进程，缓解病情，延长生命。

第十章 临证备要

一、抗癌解毒药运用

1.周仲瑛教授认为：在癌病发生发展过程中，邪深毒盛常占据矛盾的主要方面，尤其是在癌毒既生、癌肿一旦形成，其邪毒就以无敌之势主导病情的发展，癌肿日增，正气日衰，最终衰竭死亡。因此，本病以抗癌解毒为基本治疗方法，在不同的临床阶段均应伍用。而其他治法，则可视不同临床阶段的病机特点而配伍运用。（本书下篇所载病案中，几乎所有案例全程伍用抗癌解毒药。）

2.现代药理研究结果表明，诸多中药具有抗肿瘤作用，如三棱、莪术、刘寄奴、水红花子的抗肝癌作用；石打穿、八月札、石上柏、天花粉的抗消化道肿瘤作用；山慈菇、海藻、胆南星、猫爪草、蜈蚣的抗肺部肿瘤作用等。因此，我们可结合现代药理的最新研究成果选择抗癌中药进行配方。

3.癌肿的病机错综复杂，但总离不开癌毒嚣张。故在辨证的基础上，治疗应结合病位选用相应归经的抗癌解毒药。如鼻咽癌、口腔肿瘤，应注重使用清热利咽解毒之品，如马勃、山豆根、漏芦、蚤休、龙葵、半枝莲、半边莲、白花蛇舌草、夏枯草；肺癌需配合使用清肺化痰解毒药，如泽漆、山慈菇、羊蹄、平地木、猫爪草、鱼腥草、蜀羊泉、制天南星等；胃癌需加用化痰散结解毒药，如莪术、八月札、威灵仙、山慈菇、蛇皮、刺猬皮、漏芦、菝葜等；肠癌需注重使用清肠利湿解毒药，如红藤、败酱草、凤尾草、槐花、地榆、椿根皮、土茯苓、马齿苋、石上柏等。现代药理研究证实，上述药大多具有抑制肿瘤生长，提高机体免疫功能的作用。

4.癌毒，致病暴戾，病情顽固，病势险恶，且必与痰、瘀之邪相搏，以避机体正气与药力的搜剔，故非虫类搜剔解毒之品不能引药力达病处，以收搜毒、剔毒、除毒之功。蜈蚣、僵蚕、蜂房、地龙、土鳖虫、水蛭、穿山甲、蛞蝓、九香虫等都具有祛瘀活血、搜风解毒、剔络止痛之功。在辨证论治的基础上，组方选用此类药，不仅可引药力直达病所，而且又有搜风、剔毒、通络、化痰之功，有助于临床疗效的提高。中药现代药理研究证明，上述虫类药能降低血液黏度，改善微循环，提高机体免疫功能及痛阈，且有抗菌及不同程度杀灭癌细胞的作用。

攻毒类抗癌解毒药主要是虫类药或一些具有毒性的植物药，因其搜邪破瘀之力强大，具"以毒攻毒"之性，故有独特的治疗作用，临床应用时可根据药性，结合归经，选择使用，代表药物主要有全蝎、蜈蚣、露蜂房、炙蟾皮、土鳖虫、蛞蝓虫、马钱子等。此外，炮山甲、炙鳖甲、水蛭、地龙等虫类药虽非攻毒之剂，但因软坚散结、活血消癥之力较强而常用之。

二、扶　正

注重扶正类药物在本病中、晚期的配伍运用。滋阴温阳、补养气血等的运用，不仅可补益气血阴阳，恢复已衰脏腑功能，更可通过扶正而抗御癌毒，降低癌毒对机体的损害，延长生命。伴有气虚者，配合使用补气药，如党参、太子参、黄芪、白术、山药、甘草等；阴虚者，配合使用养阴药，如南沙参、北沙参、西洋参、麦冬、天冬、石斛、玉竹、黄精、百合、何首乌、枸杞子、女贞子、墨旱莲、龟甲、鳖甲等；血虚者，配合使用补血药，如当归、熟地黄、白芍、阿胶、龙眼肉、桑椹等；阳虚者，配合使用温阳药，如杜仲、续断、补骨脂、巴戟天、肉苁蓉、锁阳、淫羊藿、胡芦巴、菟丝子、沙苑子、狗脊、骨碎补、胡桃仁、仙茅、鹿衔草、鹿角、紫河车、冬虫夏草等。

化疗、放疗在直接杀伤癌细胞的同时，对正常细胞组织也有一定的损伤，故当特别注重扶正固本，尽可能提高机体的免疫力，以抵御化疗、放疗对机体的伤害，保证化疗、放疗的顺利进行。中药人参、冬虫夏草、灵芝、黄芪、女贞子、枸杞子、阿胶、黄精等均有较好的补益作用，可适当选用。

如本书鼻咽癌（案4）的辨治。患者因鼻咽癌而多次行放化疗等保守治疗而感咽干、吞咽困难、唾液匮乏等，该患者津气耗伤明显，故初诊方中伍用了大量养阴生津、益气扶正之品，药如黄芪、制黄精、天冬、葛根、麦冬、乌梅、天花粉等；二诊时尚恐养阴生津不足，故再加入石斛、玄参等。

三、重视胃气

重视胃气是"有胃气则生，无胃气则死"治疗思想在本病中的具体运用，冀后天振旺，生化有源，机体得充，衰弱诸症能缓，能抵御癌毒对机体的侵害。具体运用涉及三个方面，一则运脾开胃助纳类中药的伍用，以保气血化生之源不竭、脾胃不败，这是积极治疗的基础，也为其他治疗奠定基础。特别是化疗、放疗期间，尤当特别注意，以保护脾胃为第一要务，减轻毒副反应，为放疗、化疗的进行提供保障；二则攻伐药、苦寒药均宜谨慎运用，剂量由小渐大，以防伤及脾胃，也可一同酌情配伍健脾和胃之品；三则在治疗过程中，若因外感、饮食不当而致脾胃失和，表现为脘痞胀满、纳谷量少时，可暂时中断复方大法的治疗，及时转方专攻调理脾胃，开胃助纳，待胃气来复，纳谷增加后，及时恢复抗癌等治疗。

在本书胆囊癌（案18）的初诊辨治中，患者因胆囊癌腹腔内广泛转移而行姑息手术，另加周围淋巴结清除术。自觉腹部作胀、纳谷量少、嗳气、大便欠成形、面色少华、形体消瘦、体乏无力、背部胀痛等，系癌毒侵袭，正气大伤，尤以脾胃损伤明显。治疗暂不以培益或抗癌消肿为主法，而从运脾和中、开胃助纳入手，冀后天运化复常，气血生化有源，能源源充养正气，延续生命，抵制癌毒，并为后期治疗奠定基础。故初诊方用炒白术、茯苓、陈皮、砂仁、炒山楂、炒六曲、炙鸡金等，健脾助运、理气开胃；香附、川芎、八月札，疏肝以畅气机，八月札还能抗癌消肿。

又如在本书直肠癌（案23）的初诊辨治中，患者自觉无明显不适，纳食、大便均可，惟下肢乏力，初诊方用炙黄芪、天花粉益气养阴补正的同时，仍加用炒白术、陈皮、生苡仁、砂仁，健脾助运、开胃助纳，以护后天之本。

四、复法兼顾

对恶性肿瘤选用多味中药组成大型复方进行治疗是基于以

下原因：其一，恶性肿瘤的病机过程复杂，加之病机要素又涉及癌毒、痰瘀、失调与虚损等，因此，有时治疗尚应综合兼顾，特别是在本病晚期，可利用中医复方"多元"治疗优势，处方时多法协同，从而达到系统治疗目的。处方要注意处理好三方面的关系，即邪气（癌毒、痰、瘀、热、水湿等）与正气（气血、津液、阴阳等）、局部（肿块、疼痛）与全身（发热、水肿、虚脱等）、机能失调（如肺癌的咳嗽、咯血、胸闷、气促等）与不足（短气、面萎、神疲、体乏、消瘦等）。其二，用复法大方进行治疗，能够更好地实现医者的治疗意图，或针对主症（如出血、疼痛）而缓解之，或抑杀癌毒、缓解肿胀，或扶助胃气、开胃助纳，或补益气血、扶正达邪等。对癌病进行复法多元治疗，有时并非完全基于辨证结果，要较快地取得疗效，往往可基于脏腑、气血津液等相互间的生理、病理关系，这种关系是多绪的，但可选择运用，以更好地达到治疗目的。

如在本书病案肺癌（案8）的初诊治疗中，患者症情繁杂，癌毒蕴肺，搏结痰瘀，阻滞气机，肺失肃降，耗伤气阴，且已走注为患，加之躯体多发皮损，红赤瘙痒，肝功能异常，白细胞偏低，癌胚抗原较高，治疗以抗癌解毒为主法，结合益气养阴、化痰祛瘀、软坚消结、凉血祛风等，组成复法大方，药味达十九味之多。

五、临证中的几个常见问题

1.阶段治疗

本病以抗癌解毒为基本治疗方法，在不同的临床阶段均应伍用。而其他治法，则可视不同临床阶段的病机特点而配伍运用。

初期，正虚不显时，以抗癌解毒配合化痰软坚、消瘀散结为主；中期，脏腑功能失调时，可在初期治法的基础上适当伍入调理脏腑功能之品；晚期，正虚明显者，则以补益气血津液阴阳为主，兼顾运脾开胃、抗癌解毒、化痰软坚与散瘀消肿等。

如本书所载胃癌（案16）的初诊辨治，因已是晚期，癌毒滞留，耗伤气血，损伤脾胃，且已走注，故治疗以扶正健脾助运为主，兼顾抗癌解毒；又如乳癌（案28），左乳腺癌术后1年，术中发现局部转移（腋下淋巴结1/15），术后曾化疗6个疗程，初诊时自觉无明显不适，因正虚不明显，故治疗以抗癌解毒为主，佐以扶正。

2. 局部与整体

各类肿瘤的临床表现与证候仍有一定的规律可循，主要表现为局部有形之结与全身失调及衰竭。中医治疗既要注重对局部病灶的治疗，抗癌解毒、软坚散结消肿，祛除病邪（痰、瘀、湿、毒等），更要注重整体的调节，调节脏腑机能状态、升降出入，培补气血阴阳，使之平衡，这样才能发挥中医的优势与特色，争取良好的治疗效果。

如在本书所载甲状腺癌（案6）的初诊辨治，患者局部除癌毒蕴结外，整体尚伤及阴津，且兼夹肝经郁热、胃络不和等，故治疗除抗癌软坚以疗局部癌肿外，又合用养阴清热、疏肝和络、和胃止痛，以疗口干、易汗、身热、受凉后脘部隐痛、背胀、胸胁疼痛等。

3. 祛邪与扶正

肿瘤的发生归结于癌毒致病，正气亏虚。既可因虚致病，更可因病致虚。一方面，癌毒因机体正气监察不力、不能及时剔除而产生，在机体抗御与约束无能时搏结痰瘀而迅速增大；

另一方面，癌瘤一旦形成，则阻滞脏腑经络气血，机体功能因而失调，而癌瘤掠夺水谷精微及气血津液以自养，又使机体因失养而虚弱。祛邪主要是运用攻毒逐邪的药物，祛除病邪，控制癌症的发展；扶正则是使用补益药，扶助正气，增强体质，提高机体的抵抗力，达到战胜疾病、恢复健康的目的。这二者在肿瘤的治疗中应贯穿始终，不可缺少，并应随着正邪的消长变化，而处于动态变化之中。邪盛体实者应以祛邪抗癌为主，体虚无力敌邪者，应以扶正固本为要，二者有机结合，或有主有次，或攻补兼施，或先攻后补，或先补后攻，视病情而定。应当正确认识祛邪与扶正的辨证关系，既看到祛邪对治疗疾病的积极意义，邪去才能正安；也要看到扶正是祛邪的重要保证，患者正气得生，脾胃得健，才能接受各种抗癌治疗。单纯祛邪，不扶正气，机体无力维持，邪未必能祛；单纯扶正，病邪不除，不断消蚀正气，正亦难复。所以，从这个意义上而言，祛邪即扶正，扶正亦即祛邪。对扶正的认识，仅仅停留在补法上是不够的，扶持正气，不仅是补其虚弱与不足，还包括对失去正常活动机能的调整，即脏腑、气血、阴阳的调理。应当强调的是，在可能的前提下，祛除病邪、消除癌毒是最积极的治疗原则。

如本书所载胃贲门癌（案 13）的初诊辨治，患者贲门癌术后 1 周，目前正在化疗，局部淋巴结未见明显转移，自觉胸骨后仄阻，厌食，体乏无力等，辨证当属癌毒伤正，纳运失和。治疗可分抗癌祛邪与扶正两端，祛邪则是抗癌解毒、软坚消结药的运用，如莪术、八月札、山慈菇、白花蛇舌草、石打穿、生苡仁、炙僵蚕等；扶正则为益气养阴与理气运脾、开胃助纳药的伍用，药如生黄芪、天花粉、陈皮、砂仁、炒山楂、炒六曲、沉香等。

4. 单方、验方的应用

中晚期肿瘤患者，不仅临床症状错综复杂，且多伴有正气虚衰、脾胃虚败的征象。因此，治疗可选多种剂型、多种方法综合使用。如根据马钱子的散结消肿、通络止痛作用研制而成的复方马钱子胶囊，配合汤药用于脑胶质瘤及其他肿瘤疼痛明显者，可取得较好的疗效；再如肝癌、腮腺癌、肺癌胸壁转移者，可配合局部敷贴、穴位注射；鼻咽癌、阴道癌、直肠癌者，可配合使用外塞鼻道、阴道、肛门等部位治疗方法。

5. 兼夹疾病的诊疗

在恶性肿瘤的中医药治疗过程中，常遇到与其他疾病的兼夹，有时辨治是较难的。

（1）恶性肿瘤与兼夹疾病同方治疗：如本书所载结肠癌（案21）合并糖尿病的辨治，在初诊与二诊的治疗中，一则用八月札、石打穿、海藻、石上柏、山慈菇、白花蛇舌草、炙僵蚕、莪术、菝葜、生苡仁、青皮、生黄芪、天花粉、天冬等，抗癌软坚、扶正达邪；二则用生石膏、知母、苍术与天花粉、天冬相伍，清热润燥，以治消渴。

又如本书所载 T 细胞淋巴瘤（案 30）合并红皮病。治疗一则以抗癌解毒、化瘀软坚之法以疗癌瘤；二则祛风凉血生津，以治周身皮肤红赤、瘙痒、干燥、脱屑、暗紫。

（2）暂停主方，用他药治疗兼夹疾病：如本书所载结肠癌（案 20）的初诊辨治，患者近日行结肠癌根治术，术中见局部淋巴结转移，但大便 3 日未行，质不干，纳谷及体力尚可。辨证虽属癌毒蕴肠、侵袭走注，但目前以肠腑传导不利为急，故治疗可先以通腑导便为主，待症情缓解后，即转抗癌主题，故初诊方用生黄芪、生白术益气以助下行之力；炒枳实行气以通腑；

桔梗宣肺以降肠腑气机；升麻、泽泻升清以降浊；火麻仁、郁李仁润燥滑肠以通便。

下篇

验案实录

脑胶质瘤（案1）

孔某，男，43岁，安徽省宣城市某公司职员。2013年11月9日初诊。

患者近日因头痛、头昏、抽搐入院治疗，查MRI示脑胶质瘤，大小约3.6 cm×2.9cm。患者平素头痛，眩晕，抽搐时作，发作时意识丧失，程度较剧，舌质暗红苔薄，脉稍弦。

辨证：癌毒蕴脑，痰瘀留滞，引动肝风。

治法：抗癌解毒，软坚消结，稍佐平肝。

处方：制南星10g，天花粉15g，僵蚕10g，海藻15g，山慈菇15g，生苡仁15 g，天冬10g，白花蛇舌草15g，土鳖虫6g，川芎10g，莪术10g，浙贝母10g，生牡蛎15g（先煎），14剂，每日1剂，水煎，分2次温服。

按：本案脑胶质瘤并发癫痫，系癌毒蕴结脑府，兼夹痰瘀，阻滞脑部气机，故觉头部疼痛；巅顶之上，惟风可到，邪处高位，引动肝风，蒙蔽神志，走窜经络，故癫痫时作，症见头昏、抽搐、发时意识丧失等。治疗当以抗癌解毒、软坚散结为主，冀癌瘤缩减，气机得通，不引动肝风而使诸症缓解。初诊方全由抗癌软坚消肿之品组成，药如制南星、天花粉、僵蚕、海藻、山慈菇、生苡仁、天冬、白花蛇舌草、土鳖虫、川芎、莪术、浙贝母、生牡蛎等，其中生牡蛎、炙僵蚕尚兼平肝息风之效。

2013年11月23日二诊。

药后头痛、眩晕明显缓解，抽搐未作，舌淡红苔薄，脉稍弦。

处方：初诊方继服，21剂，每日1剂，水煎，分2次温服。

2013年12月14日三诊。

头痛轻作，曾有短时轻度颈部抽搐，程度不重，意识清，舌质稍暗苔薄，脉稍弦。

处方：初诊方加天麻12g，钩藤15g（后下），炙全蝎4g，白毛夏枯草15g，14剂，每日1剂，水煎，分2次温服。

2013年12月28日四诊。

头痛与抽搐未作，时而左侧头部可有轻度胀感，记忆力及反应尚可，四肢活动亦利，纳谷、二便、精神均可，舌质稍红苔薄，脉濡。

处方：三诊方继服，14剂，每日1剂，水煎，分2次温服。

按：三诊时诸症已缓，前法施治已效。但有时仍见颈部短时轻度抽搐，故前方中入天麻、钩藤、炙全蝎等平肝息风止痉，以加强抽搐的对症治疗，另加白毛夏枯草，以加强抗癌散结之力，巩固疗效。

脑胶质瘤（案2）

钱某，女，31岁，江苏省南京市某公司职员。2008年4月27日初诊。

2007年7月起，患者出现左侧肢体作麻，头昏，口角左歪，经高淳县某医院CT检查示右侧额颞叶占位，考虑为脑胶质瘤可能，于 2008 年 2 月 2 日手术摘除。刻下自觉体乏欲寐，或左侧体麻，纳少，口苦，面色少华，舌质淡红苔薄，脉细。2008 年 2 月 20 日病理示颞叶星形胶质细胞瘤Ⅱ级～Ⅲ级，肿瘤大小：3.5 cm×3 cm×1cm。2008 年 3 月 13 日 MRI 报告示右侧额颞叶可见长 T1、长 T2 信号影，形态欠规则，境界欠清；增强扫描，病灶内局部可见条形、环形强化影，强化欠均匀，形态欠规则。

辨证：癌毒搏结脑府，耗伤正气，阻滞经脉。

治法：扶正抗癌，化痰散结，活血解毒。

处方：生黄芪 15g，天花粉 15g，天冬 10g，制黄精 12g，土鳖虫 6g，山慈菇 15g，漏芦 12g，制南星 10g，炙僵蚕 10g，炙鳖甲 12g（先煎），石菖蒲 10g，陈皮 10g，砂仁 4g（后下），鸡血藤 12g，炙水蛭 4g，7 剂，每日 1 剂，水煎，分 2 次温服。

按：本案系癌毒搏结脑府所致，癌毒耗伤正气，故见体乏欲寐，面色少华，纳少，脉细；阻滞经脉，故见左侧肢体麻木等。治疗仍以抗癌解毒为主。癌毒伤正，故应结合益气养阴扶正；因局部可见有形之结，故仍应配伍化痰软坚消肿。初诊方用生黄芪、天花粉、天冬、制黄精等，益气养阴、扶正抗癌；土鳖虫、山慈菇、漏芦、制南星、炙僵蚕、炙鳖甲等，抗癌解毒、软坚散结；石菖蒲化痰开窍；陈皮、砂仁，理气和胃助纳；鸡血藤、炙水蛭，活血通络，以治肢体麻木。

2008 年 5 月 4 日二诊。

症情平稳，手足心热，头昏稍作，左侧肢体麻木，舌质淡红苔薄，脉细。

处方：初诊方加炒白术 10g，7 剂，每日 1 剂，水煎，分 2 次温服。

2008 年 5 月 11 日三诊。

夜寐欠安,肢体仍有麻木感,口苦泛酸,舌质淡红苔薄,脉弱。

处方:初诊方去石菖蒲,加炒怀山药 15g,炙海螵蛸 15g(先煎),14 剂,每日 1 剂,水煎,分 2 次温服。

2008 年 5 月 25 日四诊。

血小板偏低,时有头昏、口苦,肢体仍有麻木感,舌质淡红苔薄,脉弦。

处方:初诊方加炒怀山药 15g,14 剂,每日 1 剂,水煎,分 2 次温服。

2008 年 6 月 8 日五诊。

患者时觉头昏,左侧肢体麻木,口苦,舌质稍红苔薄,脉弱。

处方:初诊方加炒怀山药 15g,14 剂,每日 1 剂,水煎,分 2 次温服。

2008 年 6 月 22 日六诊。

患者自觉耳部稍有闭闷,值阴雨天肢麻稍剧,舌质稍红苔薄,脉弱。

处方:初诊方石菖蒲改为 15g;加炒怀山药 15g。14 剂,每日 1 剂,水煎,分 2 次温服。

2008 年 7 月 6 日七诊。

近日行 MRI 检查,结果与 2008 年 3 月 13 日外院 MRI 片相比,异常信号影范围有所缩小,囊变明显,强化效应下降。患者诉肢麻缓解,口苦,夜寐欠安,头昏,舌质淡红苔薄,脉稍弦。

处方：初诊方加夜交藤 25g，7 剂，每日 1 剂，水煎，分 2 次温服。

2008 年 7 月 13 日八诊。

肢体麻木感觉已不显，脘部不适，偶泛清涎，时有体乏，舌质稍红苔薄黄，脉稍弦。

处方：初诊方加泽漆 12g，法半夏 10g，14 剂，每日 1 剂，水煎，分 2 次温服。

按：本案自始至终以扶正抗癌、软坚消结为主法。二诊起，伍入炒白术、怀山药等，以加强培补气阴；六诊时加大石菖蒲用量以治耳部闭闷；八诊时合用泽漆、法半夏，以化痰止涎。

舌　　癌（案3）

缪某，女，84 岁，江苏省南京市家庭妇女。2008 年 4 月 24 日初诊。

舌左边出现肿块 2 月余。舌体左侧不规则肿胀，僵硬，充满左侧口腔，活检病理诊断示鳞状上皮中、重度异形增生，局部重度异形增生，诊为舌癌。患者刻下自觉左颌咽部剧烈疼痛，吞咽时加重，纳谷量少，夜寐较差，每夜仅寐约 3 小时，口干目胀，急躁易怒，便干难解，苔薄黄，左侧花剥，脉弦滑。

辨证：癌毒猖獗，搏击舌体，阻滞经脉，扰乱神明。

治法：扶正抗癌，解毒散结，软坚宁神。

处方：生黄芪 15g，天花粉 15g，天冬 10g，土鳖虫 4g，山慈菇 12g，青皮 10g，制南星 10g，山豆根 12g，白花蛇舌草 12g，夏枯草 10g，决明子 10g，朱茯神 10g，炙远志 10g，陈皮

10g，砂仁 4g（后下），14剂，每日1剂，水煎，分2次温服。

按：本案系高年体衰，正气亏虚，癌毒滋生，壅结于舌，阻滞经络，故见左侧舌体肿胀较甚，疼痛剧烈，治疗当以抗癌解毒为主。因系局部有形之结明显，且疼痛剧烈，故应结合化痰软坚、消肿止痛，冀肿胀缩减，气血流畅，达到通则不痛之治疗目的。癌毒伤正，加之患者高年，故治疗尚应结合扶正。初诊方用土鳖虫、山慈菇、青皮、制南星、山豆根、夏枯草、白花蛇舌草，抗癌解毒、软坚消肿；生黄芪、天花粉、天冬，益气养阴扶正；朱茯神、炙远志，安神定志；陈皮、砂仁，理气开胃助纳；决明子清肝明目、润肠通便，兼治急躁、目胀、便干等。

2008年6月12日二诊。

症情平稳，舌体不规则肿胀，头痛寐差，舌体及颌部疼痛，纳谷偏少，大便质干难解，苔薄黄，花剥，脉弦滑。

处方：初诊方加郁李仁 12g，川芎 10g，7剂，每日1剂，水煎，分2次温服。

2008年6月19日三诊。

头痛目胀，颌下疼痛已缓，舌部肿胀明显缩小，夜寐亦安，纳少便秘，苔薄黄，花剥，脉弦滑。

处方：初诊方加郁李仁 15g，7剂，每日1剂，水煎，分2次温服。

2008年6月26日四诊。

舌体肿块明显缩小，颌下疼痛已止，气色好转，大便已调，但仍觉头痛目胀，纳少，下肢乏力，苔薄水滑，脉弦滑。

处方:初诊方加川芎 10g,14 剂,每日 1 剂,水煎,分 2 次温服。

按:二诊时因大便质干难解、头痛,故在扶正抗癌、软坚消肿的复方基础上加郁李仁以加强润肠通便、川芎活血以止头痛。

鼻 咽 癌（案4）

杜某,女,59 岁,江苏省南京市退休工人。2009 年 10 月 15 日初诊。

患者 1 年前发现鼻咽癌,多次行放化疗等保守治疗,刻感手足麻木,咽干,吞咽困难,唾液匮乏,夜尿稍频,饮食乏味,睡眠、大便尚可,舌质稍暗苔薄黄,脉稍弦。患者有糖尿病史,目前血糖控制尚可。

辨证:癌毒内蕴,气阴两伤。

治法:益气养阴,抗癌解毒。

处方:炙黄芪 15g,制黄精 12g,天冬 10g,葛根 12g,山麦冬 10g,乌梅 10g,天花粉 15g,生苡仁 15g,炙鳖甲 12g(先煎),山慈菇 12g,露蜂房 10g,陈皮 10g,砂仁 5g(后下),炙水蛭 5g,7 剂,每日 1 剂,水煎,分 2 次温服。

按:患者年近六旬,肝肾亏虚,阴液精微化生之源。阴精亏于下,燥热生于上,更加因癌毒为患而行放化治疗,耗伤气津,故有咽干、唾液匮乏、吞咽困难、饮食乏味等症;肾虚难以约束,故见夜尿较频;阴津亏耗,脉络瘀滞,手足失养,故见麻木。治疗以益气养阴生津为主,兼以抗癌解毒、和胃助纳。初诊方选炙黄芪、制黄精、天冬、山麦冬、葛根、天花粉、乌梅,益气养阴、润燥生津;生苡仁、山慈菇、露蜂房、炙鳖甲,解毒抗癌、消肿散结；其中生苡仁与陈皮、砂仁相合，助运开胃，固护胃气；取炙水蛭走窜之性，入络逐邪以疗手足麻木。

2009年10月22日二诊。

药后患者自觉诸症略缓，精神体力好转，但咽干，吞咽困难依然，口淡乏味，余无特殊，舌质淡暗苔薄，脉细。

处方：初诊方加石斛12g，玄参10g，7剂，每日1剂，水煎，分2次温服。

2010年3月9日三诊。

患者诉一切尚可，惟右耳鸣响较显，呈轰鸣样，口干，饮食无味，舌质稍暗苔薄，脉稍弦。

处方：初诊方加生石膏12g（先煎），石菖蒲12g，灵磁石15g（先煎），14剂，每日1剂，水煎，分2次温服。

2010年4月6日四诊。

患者诉药后诸症均缓，刻感咽中痰滞，难以咯吐，咽痒即咳，口干稍缓，饮食仍无味，耳鸣依旧，舌中后部微黄腻苔薄，舌质稍暗，脉稍弦。

处方：初诊方加法半夏10g，南沙参12g，北沙参12g，石菖蒲10g，炙全蝎4g，红豆杉12，14剂，每日1剂，水煎，分2次温服。

2010年5月11日五诊。

患者诉药后咽中痰滞感明显减轻，怕冷，饮食仍无味，耳鸣较剧，呈轰鸣样，口干稍缓，四肢末端麻木感依然，腰酸，位在两侧，余无特殊，舌边尖有齿痕，舌质淡，苔中根微黄腻，脉稍弦。

处方：初诊方加肿节风 12g，红豆杉 10g，南沙参 12g，北沙参 12g，石菖蒲 12g，14 剂，每日 1 剂，水煎，分 2 次温服。

2010 年 7 月 27 日六诊。

经中药治疗后症情平稳，2010 年 5 月 31 日复查 CT 及 MRI 示鼻咽部顶后壁黏膜增厚，右侧为著，两侧下鼻甲明显增厚。患者自觉右耳鸣响，程度较重，视物模糊，面色少华，余症均缓，舌质淡紫苔薄，脉濡细。

处方：龙胆草 5g，灵磁石 15g（先煎），石菖蒲 12g，天冬 12g，天花粉 15g，山慈菇 15g，土鳖虫 6g，生苡仁 15g，炙僵蚕 10g，海藻 15g，肿节风 12g，露蜂房 10g，南沙参 12g，北沙参 12g，炙水蛭 4g，鸡血藤 12g，砂仁 6g（后下），14 剂，每日 1 剂，水煎，分 2 次温服。

2011 年 1 月 4 日七诊。

患者诉牙痛明显，主要为下门牙疼痛，或酸痛，或刺痛，耳鸣已止，口干依然，视糊，血压仍偏高、波动，血糖正常，周身皮肤有干燥感，手足冷感，余无特殊，舌质淡紫，脉濡细。

处方：六诊方加生石膏 15g（先煎），白芷 10g，14 剂，每日 1 剂，水煎，分 2 次温服。

2011 年 4 月 7 日八诊。

患者鼻咽癌已 2 年。近日复查内镜示局部未见明显新生物；2011 年 3 月 29 日 MRI 示两侧咽隐窝处黏膜稍增厚，与 2010 年

5 月 31 日 MRI 片相比,咽隐窝处病灶减小。患者刻下口干,乏味,时有耳鸣,牙痛,质稍暗苔薄,脉细。

处方:七诊方继服,14 剂,每日 1 剂,水煎,分 2 次温服。

按:患者二诊后,视病情变化而随证加减,或加强养阴,或兼以清热,或增强重镇,或侧重化痰等。六诊时因口咽干燥、唾液匮乏等津伤之症已缓,故转方抗癌解毒消肿,以防复发;因自觉右耳鸣响程度较重,故合入龙胆草、灵磁石、石菖蒲等清肝、镇肝、开窍之品。至 2011 年 4 月 7 日八诊时,患者已持续治疗半年,复查局部未见明显新生物,病灶减小,已显良效。

2011 年 4 月 19 日九诊。

牙龈窜痛,妨碍饮食,时有耳鸣,仍口干,乏味,舌质偏暗,苔薄,中部微腻,脉细滑。患者查空腹血糖为 5.2mmol/L,血压 138/88mmHg。

处方:六诊方加生石膏 15g(先煎),制白附子 4g,14 剂,每日 1 剂,水煎,分 2 次温服。

2011 年 5 月 10 日十诊。

患者诉一切尚可,今日目眵较多,余无特殊,舌质偏淡苔白,脉濡。

处方:六诊方加陈皮 10g,生石膏 15g(先煎),制白附子 4g,14 剂,每日 1 剂,水煎,分 2 次温服。

2011 年 5 月 31 日十一诊。

患者诉一切尚可,惟咽干,咳痰黄稠,时有耳鸣,舌质暗,隐紫,苔薄,脉细。

处方：六诊方加浙贝粉 3g（分冲），猫爪草 15g，14 剂，每日 1 剂，水煎，分 2 次温服。

2011 年 6 月 21 日十二诊。

近来右耳鸣响较剧，口干，轻咳，余无特殊，舌质淡苔薄，脉濡。

处方：六诊方加猫爪草 15g，14 剂，每日 1 剂，水煎，分 2 次温服。

2011 年 7 月 5 日十三诊。

患者近查左耳粘连性中耳炎，右耳神经性耳聋，目眵较多，视物模糊，质淡红苔薄，脉濡。

处方：六诊方加决明子 12g，14 剂，每日 1 剂，水煎，分 2 次温服。

2011 年 8 月 11 日十四诊。

患者诉一切尚可，自觉无特殊不适，舌质淡稍暗苔薄，脉稍弦。

处方：六诊方加猫爪草 15g，14 剂，每日 1 剂，水煎，分 2 次温服。

2011 年 9 月 22 日十五诊。

患者近 1 月来自觉双腿乏力，下蹲与站起困难，耳鸣依然，舌质淡红苔薄，脉濡滑。

处方：六诊方加猫爪草 15g，怀牛膝 15g，14 剂，每日 1 剂，水煎，分 2 次温服。

2011 年 10 月 25 日十六诊。

口干，轻咳，下肢乏力，耳鸣时作，舌质淡红苔薄，脉濡滑。

处方：六诊方加猫爪草 15g，伸筋草 12g，14 剂，每日 1 剂，水煎，分 2 次温服。

2011 年 12 月 6 日十七诊。

患者诉症情平稳，但今日牙痛较剧，牙龈化脓、溃破，时有干咳，四肢冷，稍有麻木感，眼睑沉，面色少华，舌质淡，苔薄，中根微黄，脉濡。

处方：六诊方加生石膏 15g（先煎），生黄芪 25g，炒当归 10g，14 剂，每日 1 剂，水煎，分 2 次温服。

2012 年 1 月 10 日十八诊。

患者诉一切尚可，但牙损明显，自觉无特殊不适，足趾麻木，口干，舌质稍淡苔薄，脉濡。

处方：六诊方加川牛膝 15g，生黄芪 25g，28 剂，每日 1 剂，水煎，分 2 次温服。

2012 年 2 月 14 日十九诊。

咳嗽迁延不愈 20 余天，干咳无痰，视糊，牙损较显，口干，足趾麻木较前缓解，纳谷尚可，但仍不知味，体力、精神尚可，舌质淡苔薄，脉濡。

处方：炙麻黄 4g，杏仁 10g，桔梗 6g，南沙参 12g，北沙参 12g，天花粉 15g，款冬花 10g，蒸百部 12g，五味子 6g，细辛 g，金荞麦根 15g，土鳖虫 6g，露蜂房 10g，山慈菇 12g，天冬 10g，14 剂，每日 1 剂，水煎，分 2 次温服。

按：本案患者因多次行放射治疗而致牙床损害明显，牙痛较剧，甚或牙龈化脓、溃破，故原治疗方中加入生石膏、白芷、制白附子等，清热祛风以止龈痛，并合生黄芪、炒当归以补养气血，托毒生肌；十九诊时因咳嗽迁延不愈已20余天，故急则治标，宣肺化痰止咳，佐以抗癌消肿。

2012年3月13日二十诊。

今日复查MRI，与前片比较，咽隐窝处病灶大致相仿。鼻咽镜示鼻咽部未见明显新生物，鼻咽癌放疗术后改变。血生化、血常规未见明显异常。X线胸片示左肺上叶胸膜下小结节。患者自觉尚可，目睛稍胀，牙痛，纳谷欠馨，舌质淡红苔薄，脉稍弦。

处方：六诊方加川石斛15g，莪术10g，14剂，每日1剂，水煎，分2次温服。

2012年4月10日二十一诊。

患者自觉一切尚可，牙痛缓解，视物仍有模糊，上眼睑沉，纳谷欠馨，耳鸣间作，苔薄，中根微黄，脉细。

处方：六诊方加太子参12g，川石斛15g，鸡内金10g，14剂，每日1剂，水煎，分2次温服。

2012年5月8日二十二诊。

患者诉一切尚可，耳鸣间作，偶有轻咳，下肢轻度浮肿，视糊，口干，舌质淡苔薄，脉濡。

处方：十九诊方加炙僵蚕10g，炙鳖甲15g（先煎），生苡仁15g，防己10g，14剂，每日1剂，水煎，分2次温服。

2012 年 6 月 7 日二十三诊。

患者近日一切尚可，牙痛，口干，稍有耳鸣，舌质淡红苔薄，脉濡。

处方：六诊方加炙鳖甲 15g（先煎），川石斛 15g，生石膏 12g（先煎），14 剂，每日 1 剂，水煎，分 2 次温服。

2012 年 7 月 10 日二十四诊。

患者自诉一切尚可，近日 B 超检查见胆结石 2.7cm×2.5cm，仍口干，听力稍有减退，余症均缓，舌质淡红苔薄，脉濡。

处方：六诊方加炙鳖甲 15g（先煎），海金沙 12g（包煎），生石膏 12g（先煎），14 剂，每日 1 剂，水煎，分 2 次温服。

2012 年 8 月 7 日二十五诊。

患者服药后诸症平稳，惟牙痛较剧，服用抗生素治疗后缓解，但服药后出现过敏现象，右上肢及下肢皮疹，瘙痒，舌质暗苔薄，脉稍弦。

处方：六诊方加炙鳖甲 15g（先煎），白芷 10g，生石膏 12g（先煎），14 剂，每日 1 剂，水煎，分 2 次温服。

2012 年 8 月 30 日二十六诊。

患者诉一切尚可，自觉无特殊不适，惟右侧胁肋部隐痛（胆结石），舌质淡红苔薄，脉濡。

处方：六诊方加炙鳖甲 15g（先煎），海金沙 12g（包煎），生石膏 12g（先煎），14 剂，每日 1 剂，水煎，分 2 次温服。

2012 年 10 月 9 日二十七诊。

患者诉一切尚可，但仍口干，味觉丧失，舌质淡红稍暗，边尖齿痕，苔薄，脉细。

处方：六诊方加炙鳖甲15g（先煎），郁金10g，14剂，每日1剂，水煎，分2次温服。

2012年11月6日二十八诊。

患者自觉一切尚可，惟腰膝酸痛，程度不剧，活动受限，舌质淡苔薄，脉濡滑。

处方：六诊方加桑寄生15g，川断12g，油松节15g，独活15g，14剂，每日1剂，水煎，分2次温服。

2012年11月27日二十九诊。

患者诉一切尚可，腰膝隐痛，碍于活动。血糖偏高，空腹血糖9.7mmol/L。舌质淡苔薄，脉弦。

处方：六诊方加桑寄生15g，地骨皮30g，油松节15g，生石膏15g（先煎），14剂，每日1剂，水煎，分2次温服。

2012年12月25日三十诊。

患者诉症情平稳，一切尚可，惟血糖波动较大，舌质淡苔薄，脉濡。

处方：六诊方加地骨皮25g，赤芍10g，生石膏15g（先煎），14剂，每日1剂，水煎，分2次温服。

2013年1月22日三十一诊。

患者昨日空腹血糖6.7mmol/L，症情平稳，腰两侧持续隐痛，活动时左胯疼痛，舌淡稍暗，边尖齿痕，苔薄，脉濡。

处方:六诊方加制南星 10g,独活 15g,14 剂,每日 1 剂,水煎,分 2 次温服。

2013 年 2 月 26 日三十二诊。

患者诉症情平稳,惟左侧髋关节疼痛及右侧上肢抬举不利,舌质淡暗苔薄,脉细。

处方:六诊方加制南星 10g,制乳香 6g,14 剂,每日 1 剂,水煎,分 2 次温服。

2013 年 4 月 2 日三十三诊。

患者自觉尚可,惟四肢轻痛。近查空腹血糖 7.2mmol/L。舌质淡苔薄,脉细弦。

处方:六诊方加地骨皮 25g,知母 10g,生石膏 15g(先煎),炒苍术 12g,14 剂,每日 1 剂,水煎,分 2 次温服。

2013 年 5 月 7 日三十四诊。

患者 2013 年 4 月 11 日体检,全身骨显像示左侧髋关节、左侧肩关节、鼻咽部病变,请结合临床;MRI 示鼻咽壁增厚,与 2012 年 3 月 5 日片比较,咽隐窝处病灶略进展;CT 检查与 2012 年 3 月 7 日片比较,未见明显变化。患者自觉一切尚可,面色欠华,体力稍差,舌质淡红苔薄,脉濡。

处方:六诊方加透骨草 15g,猫爪草 15g,制南星 8g,14 剂,每日 1 剂,水煎,分 2 次温服。

2013 年 6 月 4 日三十五诊。

患者自觉一切尚可,四肢关节轻痛,活动后明显,精神、体力尚可，面色欠华，平素齿龈易肿痛，舌质淡，苔薄，中根微黄，脉濡细。近日空腹血糖 6.2mmol/L。

处方：六诊方加透骨草 15g，猫爪草 15g，制南星 8g，14 剂，每日 1 剂，水煎，分 2 次温服。

2013 年 7 月 9 日三十六诊。

患者自觉一切尚可，下门齿齿龈肿痛，四肢关节疼痛好转，左下肢活动欠利，精神、体力尚佳，体重有增，舌质淡红，苔薄，中根微黄，脉濡细。昨日空腹血糖 6mmol/L。

处方：六诊方加透骨草 15g，猫爪草 15g，白花蛇舌草 15g，14 剂，每日 1 剂，水煎，分 2 次温服。

2013 年 8 月 27 日三十七诊。

患者诉症情平稳，左膝关节疼痛，面色欠华，舌质淡苔薄，脉濡。

处方：六诊方加油松节 15g，制南星 10g，猫爪草 15g，白花蛇舌草 15g，14 剂，每日 1 剂，水煎，分 2 次温服。

2013 年 11 月 5 日三十八诊。

患者上诊后外出旅游 2 月，症情平稳，诉无明显不适，左膝关节轻痛，偶有轻咳，舌质淡红苔薄，脉弦。

处方：六诊方加骨碎补 15g，制南星 10g，白花蛇舌草 15g，14 剂，每日 1 剂，水煎，分 2 次温服。

按：二十诊后至今，患者经多次复查，病情稳定。整个治疗过程仍以抗癌解毒、软坚散结为主，不间断治疗，并结合病情变化而适当加减以顾及兼症，如腰膝酸痛、上肢抬举不利、血糖偏高、牙痛、纳少等。

恶性淋巴瘤（案5）

石某，男，59岁，江苏省南京市郊区农民。2013年6月29日初诊。

患者鼻腔恶性淋巴瘤术后出现广泛浸润转移，病史已达半年，自觉面部及下肢时有麻木感，体乏无力，饮食无味，纳谷量尚可，面色少华，形体偏瘦，舌稍暗苔薄，脉濡弱。

辨证：癌毒滞鼻，走注漫延，耗伤阴津气血。

治法：扶正抗癌，软坚消结，滋阴补血。

处方：生黄芪20g，党参12g，天花粉15g，炙僵蚕10g，炙鳖甲15g（先煎），土鳖虫6g，白花蛇舌草15g，漏芦12g，露蜂房10g，鸡血藤12g，陈皮12g，砂仁6g（后下），海藻15g，天冬10g，炒白术12g，14剂，每日1剂，水煎，分2次温服。

按：患者鼻腔恶性淋巴瘤术后出现广泛浸润转移，癌毒已由鼻窍走注漫延，经脉不利，故自觉面部及下肢麻木；因患者病史已达半年，正气亦伤，故见体乏无力、饮食无味、面色少华、形体偏瘦等。治疗宜抗癌软坚与益气养阴扶正并举。初诊方用炙僵蚕、炙鳖甲、土鳖虫、白花蛇舌草、漏芦、露蜂房、海藻等抗癌软坚消结；生黄芪、党参、天花粉、天冬、鸡血藤益气养阴补血；炒白术、陈皮、砂仁健脾理气和中。

2013年7月13日二诊。

患者时感下肢麻，面麻，纳谷与体力有增，舌质稍暗苔薄，脉濡弱。

处方：初诊方加白毛夏枯草 15g，14 剂，每日 1 剂，水煎，分 2 次温服。

2013 年 7 月 27 日三诊。

患者上腭有痰滞感，汗出黏手，低头时下肢有麻木感，纳谷尚可，舌质稍暗苔薄黄，脉弦滑。

处方：初诊方加法半夏 10g，白毛夏枯草 15g，21 剂，每日 1 剂，水煎，分 2 次温服。

2013 年 8 月 17 日四诊。

患者胸闷，肢体麻，舌质稍暗苔薄微黄，脉稍弦。

处方：初诊方加瓜蒌皮 12g，白毛夏枯草 15g，21 剂，每日 1 剂，水煎，分 2 次温服。

2013 年 9 月 7 日五诊。

患者症情平稳，舌质稍暗苔薄微黄，脉细。

处方：初诊方继服，14 剂，每日 1 剂，水煎，分 2 次温服。

2013 年 9 月 28 日六诊。

患者口干欲饮，枕部头疼，舌质稍暗苔薄微黄，脉细。

处方：初诊方加川芎 10g，生石膏 12g（先煎），葛根 15g，21 剂，每日 1 剂，水煎，分 2 次温服。

2013 年 10 月 19 日七诊。

患者头痛、口干缓解，体力尚可，余无特殊不适，舌质稍暗苔薄微黄，脉细弦。

处方：初诊方继服，21剂，每日1剂，水煎，分2次温服。

2013年11月9日八诊。

患者诉一切尚可，齿酸，口干，舌质稍暗苔薄，脉细弦。

处方：初诊方加制黄精12g，生石膏15g（先煎），21剂，每日1剂，水煎，分2次温服。

2013年11月30日九诊。

患者稍有齿痛，时有鼻衄，舌稍暗苔薄，脉濡。近日体检查白细胞（WBC）3.0×10^9/L，红细胞（RBC）4.03×10^{12}/L，甘油三酯（TG）2.36mmol/L，癌胚抗原（CEA）1.25ng/mL，甲胎蛋白（AFP）2.38ng/mL。

处方：初诊方去党参；加太子参12g，炒当归10g，牡丹皮10g，生石膏15g（先煎），白毛夏枯草15g。21剂，每日1剂，水煎，分2次温服。

按：白毛夏枯草对鼻腔恶性淋巴瘤有较好的疗效，故在二诊时补入；九诊时，因有齿痛、鼻衄等，故去甘温之党参，加入太子参补益气阴；炒当归养血止血；牡丹皮、生石膏清泻肺胃实火，以疗齿痛与鼻衄。

甲状腺癌（案6）

卞某，女，38岁，江苏省南京市家庭妇女。2013年1月26日初诊。

2012年12月患者行甲状腺穿刺术，病理示高分化乳头状甲状腺癌，随即行甲状腺右叶与峡部切除术。患者刻感口干，易汗，身热，受凉后脘部隐痛，背胀，胸胁疼痛，舌质淡红苔薄黄，脉弦滑稍数。患者2012年12月查胃镜示浅表性胃炎，Hp阴性。

辨证：癌毒蕴结，伤及阴津，肝经郁热，胃络不和。

治法：抗癌软坚，养阴清热，疏肝和胃。

处方：夏枯草15g，炒山栀12g，炙鳖甲15g（先煎），山慈菇12g，莪术10g，白花蛇舌草15g，土鳖虫6g，柴胡5g，川芎15g，片姜黄10g，天花粉15g，玄参10g，干姜6g，香附10g，大白芍10g，7剂，每日1剂，水煎，分2次温服。

按：本案病理示高分化甲状腺乳头状腺癌，并于2012年12月行甲状腺右叶与峡部切除术。虽系癌毒蕴结颈前，但其余兼症颇多，刻感口干、易汗，系癌毒耗伤气阴所致；身热、背胀、胸胁疼痛等，系肝经郁热，气机不畅，络脉失和；受凉后脘部隐痛，为肝失疏泄、胃络不和。初诊方用山慈菇、莪术、白花蛇舌草、土鳖虫、炙鳖甲等，抗癌解毒、软坚消结为主；夏枯草、炒山栀、天花粉、玄参等，清肝养阴生津；柴胡、香附、川芎、大白芍、片姜黄，疏肝理气、活血止痛，以治胸胁疼痛、背胀等；干姜暖胃和中，兼治受凉后脘痛。

2013年2月2日二诊。

患者乳胀，带下阴痒，背胀且痛，口干，受凉后脘痛，舌质淡红苔薄黄腻，脉弦滑稍数。

处方：初诊方干姜改为8g；加车前子12g（包煎），羌活12g。28剂，每日1剂，水煎，分2次温服。

2013年3月2日三诊。

患者口干缓解，脘痛，背胀亦减，乳胀且痛，舌质淡红苔薄黄腻，脉弦滑稍数。

处方：初诊方加车前子12g（包煎），枸橘李12g，14剂，每日1剂，水煎，分2次温服。

2013年3月16日四诊。

患者值情绪波动时颈部胀痛，时有足底烘热，口干，汗出，阴痒，舌质暗红苔薄微黄，脉弦滑。

处方：初诊方加功劳叶15g，车前子12g（包煎），牡丹皮10g，14剂，每日1剂，水煎，分2次温服。

2013年3月30日五诊。

患者今日行B超检查示甲状腺右叶回声不均区，血生化查甲状腺功能正常。背胀缓解，受凉后脘部隐痛，小叶增生，舌质红苔薄，脉弦滑稍数。

处方：初诊方加陈皮12g，功劳叶15g，牡丹皮10g，14剂，每日1剂，水煎，分2次温服。

2013年4月13日六诊。

患者今日饮食不当出现脘部隐痛，饱食则舒，舌质暗红苔薄黄腻，脉弦滑数。

处方：初诊方干姜改为8g；加九香虫6g，炒白术12g。14剂，每日1剂，水煎，分2次温服。

2013年4月27日七诊。

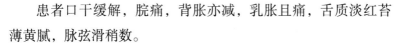

患者时有心悸，晨起便稀，经行乳痛，颈项疼痛，饥饿时脘部隐痛，舌质稍暗苔薄，脉稍弦。

处方：初诊方加炒苡仁 15g，党参 12g，青皮 10g，九香虫 6g，14 剂，每日 1 剂，水煎，分 2 次温服。

2013 年 5 月 11 日八诊。

患者颈项不适，入夜盗汗，口干欲饮，饥饿时脘痛，舌质稍暗红苔薄微黄，脉濡稍数。

处方：初诊方继服，7 剂，每日 1 剂，水煎，分 2 次温服。

2013 年 5 月 25 日九诊。

患者稍有口干，颈部不适，舌质稍暗红苔薄微黄，脉濡稍数。

处方：初诊方加党参 12g，九香虫 6g，乌梅 10g，14 剂，每日 1 剂，水煎，分 2 次温服。

2013 年 6 月 8 日十诊。

患者颈部不适，头痛稍作，经前胸膺仄痛，时欲饮水，舌质红苔薄，脉稍弦。

处方：初诊方加葛根 15g，蔓荆子 12g，羌活 12g，党参 12g，21 剂，每日 1 剂，水煎，分 2 次温服。

2013 年 6 月 29 日十一诊。

患者颈项不适，牵及后头疼痛，稍有口干，受凉后脘痛，舌质暗红苔薄，脉弦滑。

处方：初诊方加葛根 15g，蔓荆子 12g，21 剂，每日 1 剂，水煎，分 2 次温服。

2013 年 7 月 20 日十二诊。

患者颈项不适，或脐下腹痛，便稀，背痛，畏寒怕冷，脘部受凉则疼痛，舌质暗苔薄，脉细。

处方：初诊方干姜改为 8g；加九香虫 6g，乌梅 10g，炒苡仁 15g。28 剂，每日 1 剂，水煎，分 2 次温服。

2013 年 8 月 17 日十三诊。

患者近日行超声检查示甲状腺右叶下回声不均，颈双侧淋巴结略大；甲状腺功能检查示血清游离甲状腺素（FT4）1.23pmol/L，其余正常。患者时有痛泻，上腹部触痛，颈项不适，舌质淡红苔薄微黄，脉弦滑。

处方：初诊方干姜改为 8g；加炒苡仁 15g，防风 10g，乌梅 10g，八月札 15g。14 剂，每日 1 剂，水煎，分 2 次温服。

2013 年 8 月 31 日十四诊。

患者食后时而欲便，颈项疼痛，手麻，舌质暗苔薄，脉细。

处方：初诊方加炒白术 12g，炒苡仁 15g，葛根 15g，八月札 15g，14 剂，每日 1 剂，水煎，分 2 次温服。

2013 年 9 月 14 日十五诊。

患者颈项后方轻痛，时有尿意，舌质稍暗苔薄微黄，脉弦滑。

处方：初诊方加羌活 12g，葛根 15g，乌梅 6g，14 剂，每日 1 剂，水煎，分 2 次温服。

2013 年 9 月 28 日十六诊。

患者后项疼痛，足心时热，侧腹轻痛，时有手麻，舌质稍红苔薄，脉稍弦。

处方：初诊方加葛根 15g，功劳叶 15g，鸡血藤 12g，21 剂，每日 1 剂，水煎，分 2 次温服。

2013 年 10 月 19 日十七诊。

患者颈部手术创口时有轻痛，后项与乳房亦痛（小叶增生），舌质暗红苔薄微黄，脉弦滑稍数。

处方：初诊方加葛根 15g，八月札 15g，青皮 10g，21 剂，每日 1 剂，水煎，分 2 次温服。

2013 年 11 月 9 日十八诊。

患者稍感手麻，时有左侧腹痛，肩颈作胀，舌质稍暗苔薄，脉稍弦。

处方：初诊方加葛根 15g，八月札 15g，炙水蛭 5g，羌活 12g，21 剂，每日 1 剂，水煎，分 2 次温服。

2013 年 11 月 30 日十九诊。

患者头痛明显，目睛有灼热感，舌质稍红苔薄，脉稍弦。

处方：初诊方加蔓荆子 12g，决明子 12g，八月札 12g，炙水蛭 4g，21 剂，每日 1 剂，水煎，分 2 次温服。

2013 年 12 月 21 日二十诊。

患者左膝时有灼热感，头、背疼痛，舌质稍红苔薄，脉稍弦。

处方:初诊方加秦艽 10g,蔓荆子 12g,21 剂,每日 1 剂,水煎,分 2 次温服。

2014 年 1 月 11 日二十一诊。

患者病情平稳,下肢肌肉时有抽掣,头痛,舌质暗红苔薄黄,脉稍弦。昨日查 B 超示甲状腺右叶下极见一回声增强区,大小为 4mm×3 mm×3mm,界限欠清晰,与 2013 年 8 月 16 日检查相比,肿块范围缩小,颈部淋巴结肿块消失。

处方:初诊方加蔓荆子 12g,木瓜 10g,14 剂,每日 1 剂,水煎,分 2 次温服。

按:本案处方一则自始保留足量抗癌消肿之品,二则用相当比例的处方药物治疗各种兼症。至十诊时,因颈部不适,头痛稍作,故加葛根、蔓荆子、羌活等舒缓筋脉,制止疼痛;十二诊时,因伴脐下腹痛,便稀,背痛,畏寒怕冷,脘部受凉则疼痛等,故干姜加量以温中,并加九香虫、乌梅、炒苡仁等解痛健脾止泻;二十一诊时,B 超示肿块范围缩小,且颈部肿大淋巴结消失,可见此法终获良效。

甲状腺癌（案7）

孔某,女,67 岁,江苏南京某厂退休工人。2013 年 3 月 14 日初诊。

患者 2012 年 3 月因右叶甲状腺乳头状腺癌于鼓楼医院行手术切除。此后,由于颈部淋巴结转移行 I^{131} 放疗 1 次。刻下咽痒且干,左侧颊骨下遇热后瘙痒不适,双侧颈部近锁骨部位肿胀,疼痛明显,下肢稍觉乏力,口溃,舌质淡暗苔薄,脉濡。

辨证：癌毒留滞，搏结痰瘀，损伤气阴。

治法：抗癌解毒，软坚消结，益气养阴。

处方：生黄芪 15g，太子参 12g，天花粉 15g，天冬 10g，炙鳖甲 15g（先煎），山慈菇 12g，漏芦 12g，八月札 15g，莪术 10g，白花蛇舌草 15g，玄参 12g，山豆根 10g，红豆杉 15g，石打穿 12g，白毛夏枯草 15g，猫爪草 12g，土鳖虫 6g，7 剂，每日 1 剂，水煎，分 2 次温服。

按：本案因甲状腺乳头状腺癌行手术切除，但又见颈部淋巴结转移，系癌毒走注。局部肿胀疼痛明显，又加放疗，重伤气阴，故见咽痒且干、下肢乏力等；津伤难以濡养口腔肌膜，故见口溃。治疗仍以抗癌解毒、软坚消结为主法施治。初诊方炙鳖甲、山慈菇、漏芦、八月札、莪术、白花蛇舌草、玄参、山豆根、红豆杉、石打穿、白毛夏枯草、猫爪草、土鳖虫等，大剂抗癌消结，围歼癌毒肿瘤；生黄芪、太子参、天花粉、天冬等，益气养阴，扶正抗癌。

2013 年 3 月 19 日二诊。

患者药后口溃告止，余症平稳，舌质淡红苔薄，脉濡。

处方：初诊方加玉蝴蝶 8g，7 剂，每日 1 剂，水煎，分 2 次温服。

2013 年 3 月 28 日三诊。

患者自述病情平稳，惟左侧颏骨部时有刺痛，舌质淡红苔薄，脉濡。

处方：初诊方加露蜂房 10g，14 剂，每日 1 剂，水煎，分 2 次温服。

2013 年 4 月 18 日四诊。

患者病情平稳，齿龈时有肿痛，舌质淡红苔薄，脉濡细。

处方:初诊方加生石膏 15g（先煎），14 剂，每日 1 剂，水煎，分 2 次温服。

2013 年 5 月 2 日五诊。

患者近况尚平，稍觉咽干，时有头晕，余无特殊，舌质淡红苔薄，脉濡。

处方:初诊方加露蜂房 10g,玉竹 12g,14 剂,每日 1 剂,水煎,分 2 次温服。

2013 年 5 月 28 日六诊。

患者自觉一切尚可，无明显不适，左锁骨部位疼痛范围和程度缩减，舌质淡红苔薄，脉濡滑。

处方:初诊方加露蜂房 10g,玉竹 12g,14 剂,每日 1 剂,水煎,分 2 次温服。

2013 年 6 月 13 日七诊。

患者近日体检，双侧颈部淋巴结肿大，左侧最大约 0.89cm × 0.49cm，右侧最大约 1.29cm × 0.45cm，境界清晰，自觉一切尚可，舌质淡稍暗苔薄，脉濡滑。

处方：初诊方加露蜂房 10g，14 剂，每日 1 剂，水煎，分 2 次温服。

2013 年 7 月 11 日八诊。

患者自觉体乏无力，情绪尚可，舌质淡红苔薄，脉濡滑。

近日血检，血清游离三碘甲腺原氨酸（FT3）1.29pmol/L，FT4 3.66pmol/L，促甲状腺激素（TSH）99.92mU/L，TG 1.12ng/mL，甲状腺球蛋白抗体（A-TG）139.1U/mL。

处方：初诊方加露蜂房10g，制黄精12g，14剂，每日1剂，水煎，分2次温服。

2013年8月29日九诊。

患者自觉一切尚可，无明显不适，舌质淡红苔薄，脉濡。

处方：初诊方去生黄芪，加露蜂房10g，制黄精12g，14剂，每日1剂，水煎，分2次温服。

2013年9月12日十诊。

患者自觉烘热汗出，背部尤剧，舌质淡红苔薄，脉濡。

处方：初诊方加露蜂房10g，功劳叶15g，牡丹皮10g，14剂，每日1剂，水煎，分2次温服。

2013年10月17日十一诊。

患者烘热汗出较前缓解，入冬后手足畏寒，双侧颈部近锁骨部位肿胀已不明显，余无特殊，舌质暗红苔薄，脉濡。

处方：初诊方加露蜂房10g，功劳叶15g，牡丹皮10g，14剂，每日1剂，水煎，分2次温服。

按：治疗全程病情稳定，故守原法，以抗癌消肿为主加减治疗。四诊时因齿龈时有肿痛，故加生石膏清泄阳明胃热；十诊时自觉烘热汗出，故加功劳叶、牡丹皮等清热止汗；至十一诊时，查双侧颈部近锁骨部位肿胀已不明显，患者甚感欣慰，继续原法缓图。

肺　　癌（案8）

赵某，女，48岁，江苏省南京市某公司职员。2011年6月28日初诊。

患者2011年1月体检发现胸腔积液，此后确诊左上肺癌，入院化疗4次，因白细胞偏低而被迫中断。查血生化，谷丙转氨酶（ALT）82.6U/L，谷草转氨酶（AST）83.7U/L，CEA 53.36μg/L。2011年6月17日行CT检查示左肺多发斑点、斑片状阴影，左上肺见约3.5cm×2.5cm×3.0cm大小软组织密度影，密度欠均匀，边缘有毛刺及分叶；左侧胸腔积液，胸膜转移不排除；纵隔淋巴结肿大；多发骨转移可能。自觉体力稍差，胁背疼痛，偶有轻咳，面部与躯体多发皮损，红赤搔痒，舌质暗苔薄，脉细。

辨证：癌毒蕴肺，搏结痰瘀，耗伤气阴，走注为患。

治法：益气养阴，抗癌解毒，化痰祛瘀，软坚消结。

处方：生黄芪20g，天花粉15g，土鳖虫6g（先煎），露蜂房10g,白毛夏枯草12g,海藻15g,炙僵蚕10g,左牡蛎15g(先煎)，透骨草15g，炙鳖甲15g（先煎），白花蛇舌草15g，仙鹤草15g，山慈菇12g，漏芦12g，天冬12g，泽漆10g，赤芍10g，牡丹皮10g，水牛角10g（先煎）,7剂，每日1剂，水煎，分2次温服。

按:本案癌毒蕴肺,搏结痰瘀,肺部形成有形之结,阻滞气机,肺失肃降，故有胁背疼痛、轻咳等；耗伤气阴，故见体乏无力；走注为患，故有胸腔积液、纵隔淋巴结肿大、多发骨转移等表现。治以抗癌解毒为主，可兼用化痰祛瘀以消局部肿块，益气养阴以扶正抗癌。初诊方集大剂抗癌解毒、软坚消结之品，药如白毛夏枯草、土鳖虫、海藻、左牡蛎、露蜂房、炙鳖甲、白花蛇舌草、漏芦、山慈菇、泽漆、炙僵蚕等；选用生黄芪、天冬、仙鹤草、天花粉，益气养阴、扶正抗癌；选用水牛角、赤芍、牡丹皮凉血行瘀以疗肤疾，治皮损红赤搔痒；透骨草引药入骨，以治疗癌毒骨骼走注。

2011年7月5日二诊。

患者近查血生化，其值基本正常，自觉左腕、肘关节疼痛。饮食乏味，胁背疼痛依然，皮损明显缓解，舌质稍暗苔薄，脉濡。

处方：初诊方加制南星10g，九香虫6g，14剂，每日1剂，水煎，分2次温服。

2011年7月19日三诊。

患者今日查血常规与血生化检查均正常，机体疼痛缓解，骨节欠利，精神尚可，体力略差，纳少，药后泛酸，面色少华，舌质偏红苔薄，脉细。

处方：初诊方去水牛角、牡丹皮；加制南星8g，九香虫6g，陈皮12g，砂仁5g（后下）。14剂，每日1剂，水煎，分2次温服。

2011年8月2日四诊。

患者近查TG 3.4mmol/L，球蛋白24g/L，CEA 22.53μg/L。2011年7月19日行CT检查示左肺多发斑点、斑片状阴影，左上肺见约2.4cm×2cm×2.6cm大小软组织密度影，密度欠均匀，边缘有毛刺及分叶，肺部病损较前轻减。胁痛明显缓解，腕膝关节胀痛，体力渐复，纳谷尚可，牙龈萎缩，舌质淡而暗紫苔薄，脉稍弦。

处方：初诊方去水牛角、牡丹皮；加油松节 15g，制南星 10g，砂仁 5g（后下）。14 剂，每日 1 剂，水煎，分 2 次温服。

2011 年 8 月 16 日五诊。

患者近日外感，查血常规基本正常，腕关节胀痛告止，膝关节胀痛仍存，妨于活动，双手作胀，活动后缓解，咽痛，晨起咳痰，色淡黄，量不多，大便欠成形，每日 2~3 次，可能与服西药有关，舌质暗苔薄黄染，脉细。

处方：初诊方去水牛角、丹参；加油松节 15g，制南星 8g，连翘 12g，金荞麦根 15g。14 剂，每日 1 剂，水煎，分 2 次温服。

2011 年 8 月 30 日六诊。

患者近查 CEA 8.14μg/L，ALT 47.14U/L，TG 2.35mmol/L。近日自觉一切尚可，精神、体力、纳谷均佳，体重未减，腰膝酸痛，脱发明显，舌质暗苔薄，脉弦。

处方：初诊方加油松节 15g，独活 15g，制南星 10g，14 剂，每日 1 剂，水煎，分 2 次温服。

2011 年 9 月 15 日七诊。

患者左前肋弓下缘时有触痛，四肢脱屑，干咳少痰。纳谷、精神、体力均可，消瘦不显，膝痛缓解，下肢不耐劳累，舌边溃痛，舌质暗，苔薄，脉濡细。

处方：初诊方加生首乌 15g，南沙参 12g，北沙参 12g，生石膏 12g（先煎），14 剂，每日 1 剂，水煎，分 2 次温服。

2011 年 9 月 22 日八诊。

患者刻下自觉一切尚可，惟小便时尿道口疼痛，尿频，舌质淡红苔薄，脉濡。患者 2011 年 9 月 20 日复检，CEA 4.33μg/L，细胞角蛋白19片段 0.64ng/mL，神经原特异性烯醇化酶12.50μg/L；血常规示白细胞 3.5×10⁹/L，中性粒细胞计数 1.8×10⁹/L；血生化示 ALT 18.6U/L，AST 23.5 U/L，TG 2.14mmol/L，脂蛋白 a 405mg/L，球蛋白 26g/L，尿酸 107.5μmol/L，钠 145.5mmol/L，氯 108.9mmol/L。CT 示左上肺见约 1.5cm×1.3cm×2.5cm 大小软组织密度影，密度欠均匀，边缘有毛刺及分叶。较 2011 年 7 月 19 日片，左上肺癌体积缩小，纵隔肿大淋巴结较前亦缩小，左侧胸腔积液相仿。

处方：初诊方继服，14 剂，每日 1 剂，水煎，分 2 次温服。

按：服药后复查血生化指标有所好转，肿瘤较前缩小，癌胚抗原由 53.36μg/L 降至正常。二诊时因机体疼痛明显，故加制南星、九香虫等止痛；三诊时纳少，药后泛酸，故加陈皮、砂仁和胃助纳；五诊时咽痛、咳痰，故加金荞麦根、连翘等清肺利咽。

2011 年 10 月 13 日九诊。

患者诉药后肤痒脱皮明显缓解，惟背部稍反复，腰背部畏寒，双睛充血，舌质暗，中部浅裂，苔薄，脉濡。

处方：初诊方去水牛角；加制南星10g，地肤子12g。14 剂，每日 1 剂，水煎，分 2 次温服。

2011 年 11 月 1 日十诊。

患者诉脱皮已除，背部仍有痒感，下肢畏寒，腰背部畏寒好转，上背部疼痛，久坐加重，双睛充血好转，但觉双目干涩，舌质暗红苔薄，脉细弦。患者近日复检 TG 3.49mmol/L，尿酸 129.9μmol/L。

处方：初诊方加制大黄 10g，仙灵脾 10g，姜黄 10g，14 剂，每日 1 剂，水煎，分 2 次温服。

2011 年 11 月 15 日十一诊。

患者右肩胛内侧胀痛，不咳，偶有胸闷，膝痛，目睛充血，巅顶疼痛，舌质暗红苔薄，脉濡滑。

处方：初诊方去水牛角、赤芍；加油松节 15g，姜黄 10g，羌活 12g。14 剂，每日 1 剂，水煎，分 2 次温服。

2011 年 11 月 29 日十二诊。

患者近日外感风寒，鼻塞，鼻痒，偶流清涕，头昏头痛，余症平稳无异常，体力稍差，舌质暗红苔薄，脉濡细。患者今日复查 CEA、骨胶素（CY211）、神经元特异烯醇化酶（NSE）无异常，尿酸 142.4μmol/L，G 蛋白 24.2g/L，钙 2.13mmol/L。

处方：初诊方去赤芍；加太子参 12g，防风 10g，羌活 12g，油松节 15g，姜黄 10g。14 剂，每日 1 剂，水煎，分 2 次温服。

2011 年 12 月 13 日十三诊。

患者症情平稳，但昨日感寒，轻咳，咳痰量少，体力渐复，精神、纳谷尚可，后背酸痛，舌质稍暗苔薄，脉重按有力。

处方：初诊方去赤芍、水牛角；加南沙参 12g，北沙参 12g，连翘 12g，制南星 12g，姜黄 10g。14 剂，每日 1 剂，水煎，分 2 次温服。

2011 年 12 月 27 日十四诊。

患者自觉背部轻痛，膝部胀痛，右耳下痛，眶周皮肤脱屑，舌质暗红苔薄，脉细弦。近日体检，CT 结果与前相仿；CEA、CY211、NSE 无异常；血常规示 WBC 3.8×10^9/L，淋巴细胞 47.60%；血生化示 TG 偏高。

处方：初诊方加油松节 15g，川牛膝 15g，14 剂，每日 1 剂，水煎，分 2 次温服。

2012 年 1 月 10 日十五诊。

患者颈项胀痛，左肩酸痛不适，按之加剧，左手活动受限，右耳前疼痛无明显好转。入睡前可见烘热，夜寐不佳，烦躁不显，舌质稍红，有瘀斑，苔薄，脉濡。血压 128/88mmHg。

处方：初诊方加炙全蝎 4g，羌活 12g，28 剂，每日 1 剂，水煎，分 2 次温服。

2012 年 2 月 9 日十六诊。

患者 2012 年 1 月 19 日查 CEA 4.01μg/L，CY211 1.87μg/L，NSE 11.85μg/L，血生化无特殊。自觉一切尚可，但 1 周前出现右侧肩胛部剧烈疼痛 2 天，与直立体位有关，左肩疼痛，碍于活动，时有干咳，咽中痰滞，舌质淡暗苔薄，脉濡。

处方：初诊方加姜黄 10g，油松节 15g，14 剂，每日 1 剂，水煎，分 2 次温服。

2012 年 2 月 28 日十七诊。

患者今日复查 CT 示骨骼病灶较前无明显变化，右侧肩胛部疼痛，弓背时明显，碍于抬举，干咳已无，入睡困难，心中懊恹，剧烈运动后胸闷，舌质暗苔薄，脉濡。

处方：初诊方加川芎10g，羌活12g，14剂，每日1剂，水煎，分2次温服。

2012年3月13日十八诊。

患者自觉体力尚可，左侧肩部酸痛，碍于活动，纳谷尚馨，舌质暗苔薄，脉濡。

处方：初诊方加制南星10g，羌活12g，川芎10g，14剂，每日1剂，水煎，分2次温服。

2012年3月27日十九诊。

患者自觉背痛，程度不著，目睑沉重，膝痛，舌面见瘀斑苔薄，脉沉。患者近日查血常规 WBC 3.5×10^9/L，TG 2.41mmol/L。

处方：初诊方加油松节15g，羌活12g，川芎10g，14剂，每日1剂，水煎，分2次温服。

2012年4月10日二十诊。

患者自觉一切尚可，惟左侧牙痛，牵及耳前，左侧肩部酸痛，碍于活动，纳谷与夜寐尚佳，舌尖瘀紫苔薄微黄，脉濡细。血压114/76mmHg。

处方：初诊方加生石膏15g（先煎），制南星8g，姜黄10g，14剂，每日1剂，水煎，分2次温服。

2012年4月24日二十一诊。

患者近日下午劳累后出现左胁肋部撕裂样疼痛，刻下已缓，纳谷、精神、体力尚可，但有时入睡欠佳，便秘，左肩部疼痛，碍于活动，舌质稍暗苔薄，脉濡。

处方：初诊方去水牛角；加制南星 8g，姜黄 10g，决明子 12g。14 剂，每日 1 剂，水煎，分 2 次温服。

2012 年 5 月 10 日二十二诊。

患者 2012 年 5 月 8 日复查胸部 CT，与 2012 年 2 月 28 日片相比，左上肺病灶无明显变化，纵隔肿大淋巴结与前相仿；右下肺小斑片状影，考虑陈旧灶，与前相仿；第 2 胸椎～第 5 胸椎椎体、附件、部分肋骨、第 7 颈椎及第 1 腰椎多发骨转移；胆囊结石。自觉左侧肩胛部有时疼痛剧烈，喷嚏，咳嗽，咳痰量多，色白，舌质暗苔薄，脉细弦。血压 120/75mmHg。

处方：初诊方去水牛角；加南沙参 12g，北沙参 12g，金荞麦根 15g，制南星 10g，川芎 10g。14 剂，每日 1 剂，水煎，分 2 次温服。

2012 年 5 月 24 日二十三诊。

患者咳嗽告止，右侧肩胛疼痛缓解。两侧肩关节酸胀疼痛，碍于活动。今日偶作飞蚊症，其余一切尚可，舌质暗苔薄，脉濡。

处方：初诊方去水牛角；加制南星 10g，羌活 12g，川芎 10g。14 剂，每日 1 剂，水煎，分 2 次温服。

2012 年 6 月 7 日二十四诊。

患者 2012 年 6 月 6 日查 CA125 17.43U/mL，CA199 13.17U/mL，CY211 3.21ng/mL，NSE 17.99ng/mL，均在正常范围，TG 4.05mmol/L，脂蛋白 a 0.403g/L。两侧肩关节活动不利，难以上举，手指皮肤皲裂，右侧足趾疼痛，有硬皮存在，眼前飞蚊症告愈，

体力一般，夜寐尚安，纳谷尚可，二便均调，舌质暗紫、红绛，舌苔薄，脉濡。

处方：初诊方加制大黄 10g，生山楂 15g，14 剂，每日 1 剂，水煎，分 2 次温服。

2012 年 6 月 26 日二十五诊。

患者近况尚平，昨日外感，流清涕，鼻痒，咽痛，少汗，双肩疼痛，碍于活动，时时欲寐，舌质稍暗苔薄，脉濡。

处方：初诊方加羌活 12g，制南星 8g，14 剂，每日 1 剂，水煎，分 2 次温服。

2012 年 7 月 10 日二十六诊。

患者外感已除，肩痛稍有好转，昨日下午出现头昏，胸中不适，视物模糊，近日右足背红肿疼痛，现红肿已消，留有一小结节，按之稍痛，纳谷尚可，夜寐尚佳，舌质稍暗，有瘀斑，苔薄，脉濡细。

处方：初诊方去水牛角；加石斛 15g。14 剂，每日 1 剂，水煎，分 2 次温服。

2012 年 7 月 26 日二十七诊。

患者 2012 年 7 月 11 日"咽呛"后出现咳嗽，咳痰量少色黄，遂入院治疗，查肿瘤指标均正常，行胸部 CT 示左上肺周围型肺癌，纵隔淋巴结增大，右下肺炎，胸椎及肋骨多发高密度影，考虑转移可能性大。治疗后，患者咳止出院。刻下见周身散在皮疹，肩关节疼痛，胸闷、胸痛未见发作，未见痰中带血，舌质暗苔薄，脉濡滑。

处方:初诊方加羌活 12g,制南星 8g,14 剂,每日 1 剂,水煎,分 2 次温服。

2012 年 8 月 9 日二十八诊。

患者诉一切尚可,惟左肩酸痛明显,局部喜暖,偶有左胁轻痛,精神、体力、纳谷尚可,舌质稍暗苔薄,脉濡。血压 125/80mmHg。

处方:初诊方去赤芍、水牛角;加制川乌 4g,制草乌 4g,制乳香 6g。14 剂,每日 1 剂,水煎,分 2 次温服。

2012 年 8 月 28 日二十九诊。

患者双侧肩胛及右肩部疼痛,碍于活动,形体较前偏胖,体力尚可,易汗,舌质偏暗苔薄,脉弦滑稍数,重按无力。患者近查 CEA、CY211、NSE 正常;MRI 示双侧额叶脱髓鞘改变。

处方:初诊方去赤芍、水牛角;加制乳香 6g,瘪桃干 8g。21 剂,每日 1 剂,水煎,分 2 次温服。

2012 年 9 月 20 日三十诊。

患者诉右肩及前臂疼痛,有碍持物,未见咳嗽、咯血与胸痛等,面色稍暗,舌面见瘀斑苔薄,脉细弦。血压:124/80mmHg。

处方:初诊方去赤芍、水牛角;加制川乌 4g,制草乌 4g,乳香 6g。21 剂,每日 1 剂,水煎,分 2 次温服。

2012 年 10 月 11 日三十一诊。

患者最近出现咳嗽,经治好转,皮肤干燥,骨节疼痛,易困,体力一般,纳可,体重有增,舌质淡红,瘀紫减轻,苔薄,脉濡细。

处方:初诊方加制川乌4g,制乳香6g,21剂,每日1剂,水煎,分2次温服。

按:八诊至今,守初诊方益气养阴、抗癌解毒、化痰祛瘀、软坚消结等治疗已1年余,症情平稳,查肿瘤免疫指标均正常,瘤体未见明显增大,一般情况可。治疗视病情变化稍有加减,如十三与二十二诊时,因外感咳嗽而分别加入南北沙参、连翘、金荞麦根等疏散风热、清肺化痰之品;因背肩及肢体疼痛、活动欠利而合入制南星、姜黄、油松节、炙全蝎、羌活、川芎、制川乌、制草乌、制乳香等活血、搜剔、定痛之品;因血脂偏高,故曾短时伍用制大黄、生山楂等化瘀降脂。

2012年11月1日三十二诊。

患者自觉右肩疼痛,碍于活动,左背也痛,纳食、睡眠可,偶有左胁肋部撕裂样痛,无明显咳嗽,舌质暗红,舌尖紫暗,苔薄,脉濡。患者近日体检查CEA 11.8ng/mL,CY211 4.2ng/mL;ECT示肿瘤骨转移,病变较前有进展;肩关节、腰椎MR3T示右肩冈上肌肌腱、肩胛下肌肌腱损伤,喙突下滑囊炎,右肩关节腔少量积液;第1腰椎、第2骶椎椎体异常信号,结合病史考虑为转移,第5腰椎椎体异常信号,转移可能。

处方:初诊方去赤芍、水牛角;加炮山甲8g(先煎),制乳香6g,制南星10g。7剂,每日1剂,水煎,分2次温服。

2012年11月8日三十三诊。

患者诉药后右肩疼痛,左胁肋部疼痛已不显,口溃,位在舌尖,舌质暗红,舌尖紫暗,苔薄,脉濡。患者今日查血常规示正常。

处方：初诊方继服，14 剂，每日 1 剂，水煎，分 2 次温服。

2012 年 11 月 29 日三十四诊。

患者诉自觉一切尚可，惟肩胛部疼痛难忍，牵及胸膺麻木，舌质暗，苔薄黄，脉细。

处方：初诊方去水牛角；加制乳香 8g，制南星 10g，炮山甲 8g（先煎），羌活 15g，秦艽 10g。14 剂，每日 1 剂，水煎，分 2 次温服。

2012 年 12 月 18 日三十五诊。

患者自觉一切尚可，右肩疼痛，有碍活动，左侧胸胁刺痛，舌质稍暗，苔薄，脉细弦。

处方：初诊方去水牛角、赤芍；加猫爪草 15g，制乳香 8g，制南星 10g，炮山甲 8g（先煎），秦艽 10g，羌活 15g。14 剂，每日 1 剂，水煎，分 2 次温服。

2013 年 1 月 1 日三十六诊。

患者近查胸部 CT，与 2012 年 11 月 8 日片相比，左上肺病灶略增大，大小约 3.2cm×2.0cm，其余相仿；肿瘤指标示 CEA 18.5ng/mL，NSE 18.5ng/mL。右侧肩胛骨疼痛较显，咳嗽不显。血压 124/80mmHg。舌质稍暗苔薄，脉濡稍滑。

处方：初诊方去水牛角、赤芍、牡丹皮；加猫爪草 15g，制乳香 8g，秦艽 10g，炮山甲 10g（先煎），延胡索 10g。14 剂，每日 1 剂，水煎，分 2 次温服。

2013 年 1 月 31 日三十七诊。

患者近日开始放疗，诉白细胞降低，具体数据不详。右侧肩胛骨疼痛已止，但右侧肩部有压痛，左侧颞部疼痛，体力差，胸骨后疼痛，纳谷不馨，喜食清淡，入睡困难，偶有咽中不适，放疗后服奥克胶囊，舌质暗苔薄微黄，脉濡稍滑。血压：122/79mmHg。

处方：初诊方去水牛角、赤芍、牡丹皮；加太子参15g，川芎10g，猫爪草15g，九香虫6g，炮山甲10g（先煎）。28剂，每日1剂，水煎，分2次温服。

2013年3月5日三十八诊。

患者2011年元月因胸腔积液来院体检，发现肺部癌症，化疗4次，后因白细胞偏低而中断。CT示多发骨转移可能。经中药调治20个月，症情平稳。2013年1月再行γ刀治疗后，患者登高气喘，咳嗽痰多，色白量多，体乏无力，纳谷量少，舌质暗，有瘀斑，苔薄微黄，脉濡滑。

处方：生黄芪20g，天花粉15g，炙僵蚕10g，土鳖虫6g，露蜂房10g，白毛夏枯草15g，海藻15g，炙鳖甲15g（先煎），白花蛇舌草15g，仙鹤草15g，山慈菇12g，漏芦12g，天冬12g，泽漆10g，透骨草15g，炒葶苈子15g，瓜蒌皮15g，法半夏10g，金荞麦根15g，14剂，每日1剂，水煎，分2次温服。

2013年4月2日三十九诊。

患者2013年3月7日查CT示左上肺癌，与2013年1月10日片相比，左上肺病变范围略有缩小，两侧胸腔积液；两肺多发结节影，与前相比，两下肺结节增大；胆囊结石、骨转移与前相仿。患者2013年3月14日于外院化疗。目前自觉晨起恶心欲呕，轻咳，吹风受凉后易作，咳少量白痰，纳谷一般，精神体力可，夜寐亦安，左肩背部时感麻木，午后左侧头部及眉棱作胀，舌质稍暗，边尖齿痕，苔薄，脉滑稍数。

处方：三十八诊方加南沙参 12g，炮山甲 10g（先煎），陈皮 12g，14 剂，每日 1 剂，水煎，分 2 次温服。

2013 年 4 月 25 日四十诊。

患者自觉乏力，体力不佳，登高仍有气喘，但较前好转，晨起欲呕，舌质暗苔薄，脉濡。患者近日入院化疗，查 CY211 1.4μg/L，CEA 15.5 μg/L，NSE 10.9 μg/L；出院后复查血常规示 WBC 2.07×10^9/L。

处方：三十八诊方加一枝黄花 15g，炮山甲 10g（先煎），红豆杉 15g，14 剂，每日 1 剂，水煎，分 2 次温服。

2013 年 5 月 16 日四十一诊。

患者胃脘部疼痛不适，体力仍差，稍咳，咳少量白痰，舌质暗，有瘀斑，苔薄，脉细弦。患者近日再次入院化疗，查 CEA 13.28 μg/L，NSE 12.7 μg/L；CT 示右肺上叶、下叶多发小斑片影，考虑为感染，与 2013 年 4 月 2 日片相比为新出现；右侧胸水量增加，左侧胸水量减少；纵隔及腋窝淋巴结较前增大，余较前相仿。

处方：炙黄芪 20g，天花粉 15g，炒葶苈子 12g，泽漆 12g，土鳖虫 6g，炮山甲 10g（先煎），白毛夏枯草 15g，露蜂房 10g，白花蛇舌草 15g，天冬 12g，金荞麦根 15g，海藻 15g，山慈菇 12g，炙僵蚕 10g，炒白术 12g，陈皮 12g，南沙参 12g，北沙参 12g，14 剂，每日 1 剂，水煎，分 2 次温服。

2013 年 6 月 4 日四十二诊。

患者登高后咳嗽气喘，精神体力尚可，纳谷量少，晨起口苦，刷牙时泛恶欲呕，近日准备再次化疗，舌质淡苔薄，脉弦细稍数。患者 2013 年 5 月 28 日查血常规示 WBC 3.37×10^9/L，血红蛋白（HGB）116g/L。

处方：四十一诊方加砂仁 6g（后下），透骨草 15g，14 剂，每日 1 剂，水煎，分 2 次温服。

2013 年 6 月 25 日四十三诊。

患者膝痛，体力稍差，前额作胀，面色少华，舌质暗红苔薄，脉濡滑。血压 116/70mmHg。

处方：四十一诊方去金荞麦根；加砂仁 6g（后下），透骨草 15g，油松节 15g，14 剂，每日 1 剂，水煎，分 2 次温服。

2013 年 7 月 18 日四十四诊。

患者近日入院化疗，查血常规示 WBC 2.5×10^9/L；肿瘤指标示 CEA 9.1 ng/mL（较前略降）；胸腹部 CT 示左肺结节影较前（2013 年 5 月 7 日）减小，约 1.58cm × 1.44cm 大小，纵隔及腋窝见增大淋巴结，第 2 胸椎～第 5 胸椎椎体、附件、部分肋骨、第 7 颈椎、第 1 腰椎高骨质密度，考虑骨转移。现脘腹隐痛，得食则舒，左膝关节酸胀疼痛，活动后明显，双足掌色素沉着，入夜瘙痒，舌质暗苔薄，脉细。

处方：炙黄芪 20g，天花粉 15g，土鳖虫 6g，炮山甲 10g（先煎），白毛夏枯草 15g，露蜂房 10g，白花蛇舌草 15g，海藻 15g，天冬 12g，透骨草 15g，南沙参 12g，北沙参 12g，炒白术 12g，陈皮 12g，仙鹤草 15g，山慈菇 12g，莪术 10g，制黄精 12g，制南星

8g，14剂，每日1剂，水煎，分2次温服。

2013年8月1日四十五诊。

患者右膝关节酸痛，背痛，舌质稍暗苔薄，脉细。血压122/76mmHg。患者近查血常规，WBC 3.23×10^9/L。

处方：四十四诊方加油松节15g，14剂，每日1剂，水煎，分2次温服。

2013年9月17日四十六诊。

患者本月12日化疗，此后脘部隐痛，口苦，体力较差，纳谷欠馨，急躁易怒，面色晦暗，舌质稍暗苔薄微黄，脉细弦。CT示左上肺癌向肺内转移，左上肺舌段新出现一枚病灶，余同前。

处方：四十四诊方加炒黄芩10g，太子参12g，猫爪草15g，14剂，每日1剂，水煎，分2次温服。

2013年10月29日四十七诊。

患者自觉体力稍差，时有肢体疼痛，或有肛痒，晨起口苦，舌质稍暗苔薄，脉细弦。患者近查CEA 16.52 ng/mL，略有升高。

处方：四十一诊方去金荞麦根；加砂仁6g（后下），透骨草15g，鸡血藤12g。14剂，每日1剂，水煎，分2次温服。

按：本案癌毒猖獗，走注骨骼明显，故始终以抗癌解毒、软坚消结为主方，不敢松懈。但三十二诊时复查病情较前有进展，三十四诊时肩胛部位疼痛难忍，故加制乳香、制南星、炮山甲、羌活、秦艽等活血定痛之品；三十七诊与四十诊时因放化疗而出现白细胞偏低，故加入太子参、一枝黄花、红豆杉，以加强益气扶正、抗癌解毒。

肺　　癌（案9）

王某，男，40岁，江苏省盐城市射阳县某公司职员。2012年8月16日初诊。

患者咳嗽痰黄，量中等，左侧胸痛牵及后背，无咯血，左下肢酸痛，体力稍差，消瘦不显，平素怕冷，劳累后诸症加重，咽中痰滞，口腔溃疡时作，痔疮出血，舌质红苔薄黄，脉弦滑。患者近日查 CT 示左肺上叶尖区段肿块，两肺散在多发结节灶，纵隔及腋窝可见多枚肿大的淋巴结节；CEA 8.51 μg/mL。

辨证：癌毒蕴肺，侵袭走注，伤及气阴，肺失清肃。

治法：抗癌解毒，软坚消结，清肺化痰，佐培气阴。

处方：生黄芪25g，天花粉15g，土鳖虫8g，山慈菇15g，猫爪草15g，莪术10g，左牡蛎20g（先煎），炙鳖甲15g（先煎），白花蛇舌草15g，海藻15g，浙贝粉6g（冲服），生苡仁15g，炙僵蚕10g，南沙参12g，北沙参12g，金荞麦根15g，漏芦12g，法半夏10g，瓜蒌皮15g，14剂，每日1剂，水煎，分2次温服。

按：本案癌毒兼夹痰瘀，蕴结于肺，且已走注侵袭，故见左肺上叶肿块、两肺散在多发结节灶、纵隔及腋窝可见多枚肿大淋巴结节、胸痛牵及后背等；邪蕴化热，灼伤口腔肌膜，故口腔溃疡时作；邪热蕴肺，肺失清肃，故见咳嗽痰黄、咽中痰滞、舌质红苔薄黄等；正气耗伤，故体力稍差、劳累后诸症加重。治以抗癌解毒、软坚消结为主，兼以清肺化痰、培益气阴。初诊方用土鳖虫、山慈菇、猫爪草、莪术、左牡蛎、炙鳖甲、白花蛇舌草、海藻、生苡仁、漏芦、炙僵蚕等，抗癌消结；金荞麦根、浙贝粉、南沙参、法半夏、瓜蒌皮等，清肺化痰止咳；生黄芪、天花粉、北沙参等，益气养阴、扶正抗癌。

2012 年 9 月 13 日二诊。

患者药后诸症较前缓解，咳嗽仍作，痰量较前减少，后背疼痛较显，体力、纳谷尚可，舌质稍红苔薄，脉弦滑。患者近日查 CEA 11.2μg/mL。

处方：初诊方去法半夏、金荞麦根；加白毛夏枯草 15g。28 剂，每日 1 剂，水煎，分 2 次温服。

2012 年 11 月 8 日三诊。

患者近日复查 CEA 8.0μg/mL，肌酸激酶 296U/L；复查 CT 与前片大致相仿。药后咳嗽缓解，咳痰量减，色稍黄，左侧胸痛已不明显，但后背疼痛仍著，咽中痰滞好转，唇溃稍作，纳可，体重有增，舌质暗红苔薄，脉弦滑。

处方：初诊方去金荞麦根；加炮山甲 10g（先煎），白毛夏枯草 15g。28 剂，每日 1 剂，水煎，分 2 次温服。

2012 年 12 月 27 日四诊。

患者近日复查 CEA 已达正常范围；血生化示 ALT 42U/L，TG 3.32 mmol/L，NSE 29.19μg/L。轻咳少痰，色或黄，大便较频，饭后易作，口溃，舌质稍暗红苔薄，脉细弦。

处方：初诊方去生苡仁；加炒苡仁 15g，生石膏 15g（先煎），白毛夏枯草 15g，炮山甲 8g（先煎）。28 剂，每日 1 剂，水煎，分 2 次温服。

2013 年 2 月 26 日五诊。

患者近日复查 CEA 8.3μg/mL，ALT 52.4 U/L，CK 178 U/L，空腹血糖 6.26mmol/L；血常规基本正常。咳嗽稍有加重，痰多，

咳白色泡沫痰，偶夹少量黄黏痰，后背疼痛，体力较前稍有下降，但体重无明显改变，纳食尚可，夜寐安，大便次数较多，饭后即作，口溃仍有反复，舌质稍暗苔薄，脉弦滑。

处方：初诊方加炮山甲8g（先煎），白毛夏枯草15g，防风10g，28剂，每日1剂，水煎，分2次温服。

2013年8月27日六诊。

患者今查CEA 8.62μg/mL，TG 2.43 mmol/L；CT示左肺上叶肿块较前稍有增大，晨起咳嗽，咳痰，色白量多，舌质红苔薄，脉弦。

处方：初诊方去生黄芪；加太子参12g，露蜂房10g，海金沙12g（包煎），炮山甲8g（先煎），炙紫菀10g，郁金10g。28剂，每日1剂，水煎，分2次温服。

2013年10月10日七诊。

患者痰多轻咳，色白质黏，口溃时作，下肢抽搐，怕冷，舌质稍暗苔薄黄，脉弦滑。

处方：初诊方去生黄芪；加太子参12g，露蜂房10g，炮山甲8g（先煎），炙紫菀10g，生蒲黄10g（包煎），生石膏12g（先煎），海金沙12g（包煎）。28剂，每日1剂，水煎，分2次温服。

2014年1月2日八诊。

患者自觉背部疼痛，咳少量白黏痰，稍有外感，体力稍差，纳谷尚可，舌质稍红苔薄，脉濡滑。患者近日复查胸部CT示左下肺术后改变，左肺上叶肿块较2013年10月28日所见稍有增大，大小约4.3cm×3.4cm，两肺散在结节灶，与前相仿，两肺局限性支气管扩张，纵隔及腋窝可见多枚肿大的淋巴结节。血检 CEA 7.6μg/mL。

处方：太子参 15g，天花粉 15g，炙鳖甲 15g（先煎），土鳖虫 8g，白花蛇舌草 15g，猫爪草 15g，露蜂房 10g，白毛夏枯草 20g，炙僵蚕 10g，左牡蛎 15g（先煎），天冬 10g，南沙参 12g，北沙参 12g，海藻 15g，山慈菇 15g，制南星 10g，陈皮 12g，砂仁 6g（后下），莪术 10g，紫花地丁 15g，浙贝粉 8g（冲服）。56 剂，每日 1 剂，水煎，分 2 次温服。

按：本案虽经大剂抗癌解毒、散结消肿之品施治，病情仍稍有进展，表现在左肺肿块较前稍有增大，故方中不断加强抗癌散结之针对治疗，药如露蜂房、炮山甲、白毛夏枯草等；因口溃时作，疗程中曾合入生蒲黄、生石膏，以清胃火、化瘀滞，其中生石膏尚兼清肺热；因恐消散克伐伤中，更虑化源不及，正伤而难以为继，故八诊方中加入陈皮、砂仁，以健脾开胃助纳，固护后天。

肺　　癌（案10）

陈某，男，68 岁，江苏省南京市某公路管理站退休工人。2012 年 5 月 12 日初诊。

患者因肺癌左肺完全切除已半年，自汗量多，每日需换衣数次，咳嗽，少痰，心悸，纳可，舌质暗红苔中根薄黄，脉弦滑稍数。

辨证：癌毒伤正，心肺气虚，卫表薄弱，腠理不固。

治法：补益心肺，调和营卫，固表止汗。

处方：生黄芪 20g，太子参 12g，炒白术 12g，防风 10g，瘪桃干 8g，五味子 6g，牡蛎 20g（先煎），炒黄芩 10g，生地黄 12g，桂枝 4g，白芍 10g，黄连 4g，天花粉 15g，陈皮 12g，砂仁 6g（后下），7 剂，每日 1 剂，水煎，分 2 次温服。

按：患者癌毒蕴肺而行左肺完全切除术，重创肺体，亦伤肺气，心肺同处上焦，肺气虚弱，难主治节，心气亦伤，故有咳嗽、少痰、心悸；肺伤则不能固摄腠理，心伤则汗液更易外泄，故自汗量多，每日需换衣数次。治疗上，急以治标止汗为主，抗癌解毒可暂缓。方用生黄芪、太子参补益心肺，冀心肺气复，营阴难以外泄；桂枝、白芍调和营卫，以加强止汗之功；瘪桃干、五味子、牡蛎收敛止汗，针对自汗主症，实属对症处理；炒白术、防风与生黄芪相伍，取玉屏风散之意，以防虚体受邪而使病情加重；汗之外出，与内热蒸腾亦有关系，观患者舌质暗红苔薄黄、脉稍数，疑有内热，故入炒黄芩、生地黄、黄连、天花粉等，清泄内热以止汗；陈皮、砂仁，运脾开胃助纳，既培土生金，又固护后天，为进一步治疗打下基础。

2012 年 5 月 19 日二诊。

患者自汗已少，咳嗽仍作，晨流清涕，舌质暗红苔中根薄黄，脉弦滑稍数。

处方：初诊方加白芷 10g，南沙参 12g，北沙参 12g，炙款冬 10g，平地木 12g，14 剂，每日 1 剂，水煎，分 2 次温服。

2012 年 6 月 2 日三诊。

患者自汗明显减少，咳嗽稍作，体力渐复，舌质暗苔薄黄腻，脉弦滑稍数。

处方：生黄芪 20g，天花粉 15g，太子参 12g，白毛夏枯草

15g，猫爪草 15g，海藻 15g，山慈菇 12g，南沙参 12g，北沙参 12g，土鳖虫 6g，炒黄芩 10g，五味子 6g，瘪桃干 8g，陈皮 12g，14 剂，每日 1 剂，水煎，分 2 次温服。

2012 年 6 月 16 日四诊。

患者体力差，咳痰色白，量不多，溲黄，舌质暗红苔黄腻，脉细弦。

处方：三诊方继服，14 剂，每日 1 剂，水煎，分 2 次温服。

2012 年 6 月 30 日五诊。

患者登高气喘，心悸胸闷，轻咳，舌质暗苔黄微腻，脉细弦。

处方：三诊方加炙水蛭 5g，薤白 10g，瓜蒌皮 15g，露蜂房 10g，沉香 6g（后下），14 剂，每日 1 剂，水煎，分 2 次温服。

2012 年 7 月 14 日六诊。

患者腹泻，日行 1~2 次，轻咳，舌质暗红苔薄黄腻，脉细弦。

处方：三诊方加炒苡仁 15g，牡蛎 15g（先煎），干姜 6g，14 剂，每日 1 剂，水煎，分 2 次温服。

按：二诊时自汗已少，但咳嗽仍作，晨流清涕，故方中酌入白芷解表，南沙参、北沙参、炙款冬、平地木，润肺活血止咳；三诊时因自汗、咳嗽已少，故转方扶正抗癌为主，兼以固表止汗；五诊时登高气喘，心悸胸闷，轻咳，合入炙水蛭、薤白、瓜蒌皮、沉香，活血宽胸、下气平喘，并加露蜂房，以疗肺经癌毒；六诊时加炒苡仁健脾止泻，干姜暖脾以止泻。

2012 年 7 月 28 日七诊。

患者腹泻已止，余无特殊，舌质稍暗苔薄微黄，脉细弦。

处方：三诊方加炒苡仁 15g，露蜂房 10g，莪术 10g，14 剂，每日 1 剂，水煎，分 2 次温服。

2012 年 8 月 11 日八诊。

患者晨起当胸汗出，咳嗽不显，舌质偏暗苔薄微黄，脉弦滑。

处方：三诊方太子参改为 15g，生黄芪改为 30g；加露蜂房 10g，牡蛎 20g（先煎）。21 剂，每日 1 剂，水煎，分 2 次温服。

2012 年 9 月 1 日九诊。

患者心前区时有疼痛，余无特殊，舌质暗苔薄，脉濡。

处方：三诊方太子参改为 15g，生黄芪改为 30g；加露蜂房 10g，牡蛎 20g（先煎），炙水蛭 4g。21 剂，每日 1 剂，水煎，分 2 次温服。

2012 年 9 月 22 日十诊。

患者易汗，乏力，轻咳，舌质暗红苔薄微黄，脉细弦。患者近日查肿瘤免疫指标基本正常，CT 也无特殊发现。

处方：三诊方太子参改为 15g，生黄芪改为 30g；加露蜂房 10g。14 剂，每日 1 剂，水煎，分 2 次温服。

2012 年 10 月 20 日十一诊。

患者咳嗽，汗多，咳痰量少色白，纳减，体乏，质暗红苔黄腻，脉弦滑。

处方：初诊方加南沙参 12g，炙款冬 10g，7 剂，每日 1 剂，水煎，分 2 次温服。

2012 年 10 月 27 日十二诊。

患者汗出有减，口干欲饮，质暗红苔黄腻，脉弦滑。

处方：三诊方加芦根 15g，牡蛎 20g（先煎），14 剂，每日 1 剂，水煎，分 2 次温服。

2012 年 11 月 10 日十三诊。

患者左上腹掣痛，汗出已止，舌质稍暗苔薄黄，脉细。

处方：三诊方加九香虫 6g，14 剂，每日 1 剂，水煎，分 2 次温服。

2012 年 11 月 24 日十四诊。

患者食后咳嗽，卧倒则缓，咳痰量少，晨起口干且苦，舌质暗苔薄，脉细。

处方：三诊方加炙僵蚕 10g，炙射干 10g，14 剂，每日 1 剂，水煎，分 2 次温服。

2012 年 12 月 8 日十五诊。

患者咳嗽已缓，晨起口干且苦，舌质暗苔薄微黄，脉弦滑。

处方：三诊方加炙僵蚕 10g，炙款冬 10g，平地木 12g，地骨皮 15g，14 剂，每日 1 剂，水煎，分 2 次温服。

2012 年 12 月 22 日十六诊。

患者咳嗽已不显，体乏无力，纳谷减，舌质暗苔薄微黄，脉弦滑。

处方：三诊方生黄芪改为 30g，太子参改为 15g；加平地木 12g，炙款冬 10g。14 剂，每日 1 剂，水煎，分 2 次温服。

2013 年 1 月 5 日十七诊。

患者近日咳嗽，体乏无力，舌质暗紫苔薄微黄，脉弦滑。

处方：三诊方生黄芪改为 30g，太子参改为 15g；加炙射干 10g，炙款冬 10g，挂金灯 6g。14 剂，每日 1 剂，水煎，分 2 次温服。

按：七诊后加强了扶正抗癌之力，包括加重生黄芪、太子参用量，伍用露蜂房、莪术等；十四诊后因咳嗽时作，故加用炙僵蚕、炙射干、炙款冬、平地木、地骨皮等，清肺化痰止咳。

2013 年 1 月 19 日十八诊。

患者轻咳，受凉易作，心前区掣痛，咳痰色白，量不多，舌质暗，苔薄，微黄腻，脉细弦。

处方：三诊方加金荞麦根 15g，瓜蒌皮 15g，炙水蛭 5g，薤白 10g，14 剂，每日 1 剂，水煎，分 2 次温服。

2013 年 2 月 2 日十九诊。

患者稍有胸闷、轻咳，饮食时易咳，舌质暗苔薄腻，脉弦滑稍数。

处方：三诊方加挂金灯 6g，金荞麦根 15g，薤白 10g，瓜蒌皮 15g，炙水蛭 5g，28 剂，每日 1 剂，水煎，分 2 次温服。

2013 年 3 月 9 日二十诊。

患者近日曾因咳嗽住院，轻咳，咳痰量少色白，舌质暗苔薄腻，脉弦滑稍数。

处方：三诊方加金荞麦根 15g，瓜蒌皮 15g，炙水蛭 4g，14 剂，每日 1 剂，水煎，分 2 次温服。

2013 年 3 月 23 日二十一诊。

患者近日咳嗽，易在吞咽时出现，咳痰量不多，舌质淡红苔薄，脉细弦。

处方：三诊方加炙僵蚕 10g，挂金灯 6g，14 剂，每日 1 剂，水煎，分 2 次温服。

2013 年 4 月 6 日二十二诊。

患者近日咳嗽较剧，咳痰不多，欠畅，声嘶，易汗，纳减，下肢乏力，舌质暗苔薄，脉弦滑。

处方：三诊方去生黄芪；加金荞麦根 15g，桑白皮 12g，炙款冬 10g。7 剂，每日 1 剂，水煎，分 2 次温服。

2013 年 4 月 13 日二十三诊。

患者仍咳，咳痰不多，入夜足麻，纳增，舌质暗苔薄微黄，脉弦滑。

处方：三诊方加金荞麦根 15g，桑白皮 12g，瓜蒌皮 15g，炙射干 10g，14 剂，每日 1 剂，水煎，分 2 次温服。

2013 年 4 月 27 日二十四诊。

患者咳嗽已缓，但仍有声嘶，舌质暗苔薄黄微腻，脉细。

处方：三诊方加露蜂房 10g，炙僵蚕 10g，挂金灯 6g，14 剂，每日 1 剂，水煎，分 2 次温服。

2013 年 5 月 11 日二十五诊。

患者左肺因癌病而行全切已 1 年余，近日复查无异常发现。现症声嘶，咳嗽，咳痰不多，体乏无力，舌质暗苔薄黄，脉细。

处方:生黄芪 20g,天花粉 15g,太子参 12g,白毛夏枯草 15g,猫爪草 15g,海藻 15g,山慈菇 12g,南沙参 12g,北沙参 12g,土鳖虫 6g,炒黄芩 10g,五味子 6g,瘪桃干 8g,陈皮 12g,砂仁 6g(后下),露蜂房 10g,炙僵蚕 10g,挂金灯 6g,14 剂,每日 1 剂,水煎,分 2 次温服。

2013 年 5 月 25 日二十六诊。

患者咳嗽较剧,咳痰较多,色白,体乏无力,舌质暗苔薄黄,脉细。

处方:二十五诊方加金荞麦根 15g,炙紫菀 10g,炙款冬 10g,14 剂,每日 1 剂,水煎,分 2 次温服。

2013 年 6 月 8 日二十七诊。

患者咳嗽,咳痰较多,色白,舌质暗,苔薄黄、微腻,脉细。

处方:二十五诊方加金荞麦根 15g,炙紫菀 10g,玉蝴蝶 6g,西青果 6g,14 剂,每日 1 剂,水煎,分 2 次温服。

2013 年 6 月 22 日二十八诊。

患者咳嗽,声嘶,咳痰量多,色白,舌质暗苔薄黄,脉细。

处方:二十五诊方加金荞麦根 15g,玉蝴蝶 6g,法半夏 10g,瓜蒌皮 15g,14 剂,每日 1 剂,水煎,分 2 次温服。

2013 年 7 月 6 日二十九诊。

患者汗出较多,黏身,时有腹泻,纳谷一般,舌质稍红,苔薄、微黄腻,脉细弦。

处方:二十五诊方去炒黄芩;加法半夏 10g,炒苡仁 15g,

瓜蒌皮 15g，炒白术 12g。7 剂，每日 1 剂，水煎，分 2 次温服。

2013 年 7 月 13 日三十诊。

患者咳嗽较剧，痰不多，腹泻已缓，纳谷量减，舌质暗苔黄腻，脉弦。

处方：川黄连 4g，炒黄芩 10g，法半夏 10g，干姜 6g，陈皮 12g，砂仁 6g（后下），炙鸡金 10g，炒山楂 15g，炒神曲 15g，炒苡仁 15g，南沙参 12g，北沙参 12g，天花粉 15g，海藻 15g，猫爪草 15g，土鳖虫 6g，露蜂房 10g，太子参 12g，14 剂，每日 1 剂，水煎，分 2 次温服。

按：患者胸闷、心前区掣痛，故处方加用瓜蒌皮、薤白、炙水蛭等，通阳活血、宽胸散结；后因咳嗽渐剧，故加入金荞麦根、炙款冬、炙紫菀、玉蝴蝶、西青果等，清肺化痰、利咽止咳；至三十诊，因湿热蕴结肠腑，加之肺失宣肃，故清化湿热、运脾助纳与化痰止咳并举，但方中仍伍用部分扶正抗癌之品，不敢懈怠。

2013 年 7 月 27 日三十一诊。

患者咳嗽、腹泻均缓，但纳谷量少，舌质暗苔黄腻，脉弦。

处方：三十诊方加玉蝴蝶 6g，炒白术 12g，21 剂，每日 1 剂，水煎，分 2 次温服。

2013 年 8 月 17 日三十二诊。

患者下肢冰冷，口干且有气味，舌质暗苔黄腻，脉弦。

处方：三十诊方加佩兰 12g，肉桂 2g（后下），玉蝴蝶 6g，14 剂，每日 1 剂，水煎，分 2 次温服。

2013 年 8 月 31 日三十三诊。

患者诉一切可，惟轻咳，舌质暗苔黄腻，脉弦。

处方：三十诊方加肉桂 2g（后下），玉蝴蝶 6g，白花蛇舌草 15g，14 剂，每日 1 剂，水煎，分 2 次温服。

2013 年 9 月 14 日三十四诊。

患者咳嗽加剧，咳痰色白量多，声嘶，舌质稍暗苔薄，脉细。

处方：太子参 12g，天花粉 15g，南沙参 12g，北沙参 12g，天冬 10g，麦冬 10g，海藻 15g，炙僵蚕 10g，土鳖虫 6g，白花蛇舌草 15g，仙鹤草 12g，法半夏 12g，陈皮 12g，瓜蒌皮 15g，砂仁 6g（后下），猫爪草 15g，14 剂，每日 1 剂，水煎，分 2 次温服。

2013 年 9 月 28 日三十五诊。

患者咳嗽，咳痰色白量多，声嘶，体乏，纳谷一般，舌质暗红苔薄微黄，脉细弦。

处方：三十四诊方加生黄芪 15g，炙紫菀 10g，金荞麦根 15g，7 剂，每日 1 剂，水煎，分 2 次温服。

2013 年 10 月 5 三十六诊。

患者药后咳嗽稍缓，咳痰色白，声嘶，余无不适，舌质淡红苔中根黄，脉弦滑。

处方：三十五诊方继服，21 剂，每日 1 剂，水煎，分 2 次温服。

2013 年 10 月 26 日三十七诊。

患者咳嗽，咳痰色白，量不多，舌质稍暗苔薄黄微腻，脉弦滑稍数。

处方：三十四诊方加川贝粉 4g（冲服），金荞麦根 15g，炙紫菀 10g，14 剂，每日 1 剂，水煎，分 2 次温服。

2013 年 11 月 16 日三十八诊。

患者咳嗽缓解，咳痰色白量不多，声嘶，胸颈部易汗，体力稍差，纳谷尚可，舌质暗红苔薄，脉弦缓。患者近日查 CT 示左肺癌切除术后改变，左侧胸腔包裹性积液，头颅 CT 未见异常。血清肿瘤免疫指标 CEA、CA125 等均正常。

处方：二十五诊方去黄芩；加金荞麦根 15g。14 剂，每日 1 剂，水煎，分 2 次温服。

按：此阶段病情稳定，以扶正抗癌为主或视病情加用清肺化痰止咳之味，并固护脾胃后天之本，以保生化之源不息，奠定长期治疗基础。

肺 癌（案11）

庆某，女，62 岁，江苏省南京市浦口区农民。2012 年 6 月 19 日初诊。

代诉：患者轻咳，痰中带血，食纳尚可。2012 年 6 月 8 日查 CT 示右肺下叶及右肺门旁占位，考虑肺癌可能；ECT 全身骨显像示胸骨异常浓聚影，转移性癌变可能性大；CEA 5.14μg/L，CY211 4.55ng/mL。

辨证：癌毒蕴肺，走注入骨，耗伤气阴。

治法：抗癌解毒，软坚消结，佐培气阴。

处方：生黄芪 20g，天花粉 15g，海藻 15g，白毛夏枯草 15g，土鳖虫 6g，猫爪草 15g，露蜂房 10g，莪术 10g，白花蛇舌草 15g，炙僵蚕 10g，炮山甲 6g（先煎），南沙参 12g，北沙参 12g，透骨草 15g，生苡仁 15g，天冬 10g，7 剂，每日 1 剂，水煎，分 2 次温服。

按：本案右肺下叶及右肺门旁占位，ECT 全身骨显像示胸骨异常浓聚影，为癌毒蕴肺，搏结痰瘀，走注入骨所致。癌毒损伤肺络，故见咳痰夹血，病已至晚期，气阴亦耗。治疗以抗癌解毒、软坚消结为主，佐以培益气阴。初诊方用海藻、白毛夏枯草、土鳖虫、猫爪草、露蜂房、莪术、白花蛇舌草、炙僵蚕、炮山甲、生苡仁等，抗癌软坚；透骨草引药入骨，与炙僵蚕、炮山甲、土鳖虫、露蜂房等虫药相伍，以加强入骨搜剔、祛除癌毒之力；生黄芪、天花粉、南沙参、北沙参、天冬等，补气养阴扶正；而天花粉、天冬又兼抗癌消肿之效。

2012 年 6 月 28 日二诊。

代诉：患者轻咳，痰中带血减轻，精神体力尚可，纳寐尚可，二便正常。

处方：初诊方加陈皮 12g，砂仁 6g（后下），14 剂，每日 1 剂，水煎，分 2 次温服。

按：此处合入陈皮、砂仁，以加强运脾开胃，其意有三。一则防虫类克伐伤胃；二则防滋补碍胃；三则维持脾运胃纳，支撑体内正气，抗御邪毒。

2012 年 7 月 12 日三诊。

代诉：患者咳嗽，咳痰告止，精神好转，纳谷有增，但夜寐欠安。

处方：初诊方炮山甲改为炮山甲粉 6g（分冲）；加陈皮 12g，

砂仁 6g（后下）。14 剂，每日 1 剂，水煎，分 2 次温服。

2012 年 7 月 26 日四诊。

代诉：患者口苦，大便日行 3~4 次，纳谷、精神及体力尚可，消瘦不显。

处方：初诊方继服，21 剂，每日 1 剂，水煎，分 2 次温服。

2012 年 8 月 16 日五诊。

代诉：患者大便日行 3~4 次，欠成形，剑突下隐痛，食后脘胀，口苦告愈，食纳尚可，轻咳，精神、体力较前好转。

处方：初诊方炮山甲改为 8g（先煎）；加炒苡仁 15g，炒白术 12g，砂仁 6g（后下），陈皮 12g。14 剂，每日 1 剂，水煎，分 2 次温服。

2012 年 8 月 30 日六诊。

代诉：患者 10 日前出现腹泻，呈水泻样，时有腹痛，痛即腹泻，每日 4 次，延续至今，上腹部作胀，精神、体力、食纳尚可，偶有咳嗽，痰少，或夹血丝，右侧胁肋部稍有疼痛。

处方：初诊方加乌梅 10g，黄芩 10g，干姜 8g，炒苡仁 15g，14 剂，每日 1 剂，水煎，分 2 次温服。

按：胃纳虽可，但脾运不健，故有五诊时的大便欠成形、食后脘胀及六诊时的稀水样痛泻、上腹作胀等表现。恐影响化源，故五诊急加炒苡仁、炒白术、砂仁、陈皮，以健中运脾、固护后天；六诊又加乌梅、黄芩、干姜、炒苡仁等，寒温并用、涩运兼施，制止腹泻。

2012年9月15日七诊。

代诉：患者腹泻基本告止，大便日行2次，成形，但仍稍有咳嗽，痰中夹有血丝，胁痛。

处方：初诊方炮山甲改为炮山甲粉6g（冲服）；加炒白术12g，太子参15g，陈皮12g。14剂，每日1剂，水煎，分2次温服。

2012年10月9日八诊。

代诉：患者自觉胸胁作胀，下肢酸而乏力，稍有痰中带血，夜寐欠安。患者近查CEA 8.15ng/mL，CY211与NSE均在正常范围；2012年10月5日片与2012年6月7日片相比，左下肺病灶略增大。

处方：初诊方炮山甲改为炮山甲粉6g（冲服）；加延胡索12g，茜根炭12g，怀牛膝15g，陈皮12g。14剂，每日1剂，水煎，分2次温服。

2012年10月25日九诊。

代诉：患者药后胸胁胀痛缓解，但腹泻又作，每日3~4次，不成形，便时稍有腹痛，体力较前有增，咳痰带血告止，咽中仄阻感。

处方：初诊方加延胡索10g，茜根炭15g，怀牛膝15g，干姜8g，炒苡仁15g，陈皮12g，14剂，每日1剂，水煎，分2次温服。

2012年11月13日十诊。

代诉:患者腹泻仍存，日行3次，质稀，药后脑中鸣响，头痛，体力尚可。

处方：六诊方继服，14剂，每日1剂，水煎，分2次温服。

2012年11月29日十一诊。

代诉：患者仍有腹泻，每服中药后腹鸣即泻，头痛已止，稍有咳嗽，痰少，无血丝，双下肢酸痛，夜间尤甚。

处方：初诊方加炒苡仁15g，炒白术12g，干姜8g，陈皮12g，14剂，每日1剂，水煎，分2次温服。

2012年12月18日十二诊。

代诉：患者脘部不适，饮糖茶后复作，左侧腹部不适，时有痰中带少量血丝，头痛。

处方：初诊方炮山甲改为8g（先煎）；加茜根炭12g，白茅根12g，炒白术12g，九香虫6g，陈皮12g。14剂，每日1剂，水煎，分2次温服。

2013年1月18日十三诊。

代诉：患者气色好转，入夜头痛明显，食后脘胀。

处方：初诊方炮山甲改为8g（先煎）；加砂仁6g（后下），白茅根12g，川芎10g。7剂，每日1剂，水煎，分2次温服。

2013年1月29日十四诊。

代诉：患者曾有肤痒，现已缓解，近日外感，轻咳，咳痰带血，量多色暗，食后脘胁作胀，入晚尤剧，头痛时作。

处方：初诊方加茜根炭12g，白茅根12g，牡丹皮10g，陈皮12g，21剂，每日1剂，水煎，分2次温服。

按：因癌毒损伤肺络，时有咳痰带血，故方中合入茜根炭、白茅根、牡丹皮，清热凉血止血。

2013 年 3 月 5 日十五诊。

代诉:患者左胁疼痛，入夜腹胀，双下肢出现酸痛感、乏力，时有气急，余症明显缓解。

处方：初诊方加延胡索 10g，白茅根 12g，牡丹皮 10g，陈皮 12g，14 剂，每日 1 剂，水煎，分 2 次温服。

2013 年 5 月 21 日十六诊。

代诉:患者入晚则出现双下肢酸痛感，双胁及后背时有疼痛，胸闷时作，精神、体力、食纳尚可，晚餐后脘胀，形体稍有消瘦。患者近查 CEA 17.22ng/mL；ECT 示左第 3 前肋及胸骨剑突见放射性浓聚；胸部 CT 示右下肺占位，考虑癌变，右下肺少许感染。

处方：生黄芪 20g，天花粉 15g，海藻 15g，白毛夏枯草 15g，土鳖虫 6g，猫爪草 15g，露蜂房 10g，莪术 10g，白花蛇舌草 15g，炙僵蚕 10g，炮山甲 6g（先煎），南沙参 12g，北沙参 12g，透骨草 15g，生苡仁 15g，天冬 10g，干姜 8g，炒苡仁 15g，炒白术 12g，陈皮 12g，制乳香 6g，21 剂，每日 1 剂，水煎，分 2 次温服。

2013 年 6 月 13 日十七诊。

代诉：患者症情平稳，纳眠尚可，气色与体力稍差。

处方：十六诊方炮山甲改为 8g（先煎），14 剂，每日 1 剂，水煎，分 2 次温服。

2013 年 7 月 2 日十八诊。

代诉:患者偶有轻咳，无痰，晨起胸闷气急，左膝关节酸痛，夜间明显，精神、体力、纳谷尚可。

处方：十六诊方炮山甲改为 8g（先煎）；加瓜蒌皮 14g。14 剂，每日 1 剂，水煎，分 2 次温服。

2013 年 7 月 16 日十九诊。

代诉:患者稍有口干，精神、体力、食纳尚可，未见明显消瘦，咳嗽不显。

处方:十六诊方炮山甲改为 8g(先煎);加瓜蒌皮 14g。14 剂，每日 1 剂，水煎，分 2 次温服。

2013 年 7 月 30 日二十诊。

代诉：患者左侧胁肋部疼痛，体力较差。

处方:十六诊方继服，14 剂，每日 1 剂，水煎，分 2 次温服。

2013 年 8 月 27 日二十一诊。

代诉：左下肢酸痛，碍于入睡，形体消瘦，纳谷尚可。

处方：十六诊方加制南星 10g，14 剂，每日 1 剂，水煎，分 2 次温服。

2013 年 9 月 17 日二十二诊。

代诉：左下肢酸痛缓解，时有头痛。

处方：十六诊方加制南星 10g，14 剂，每日 1 剂，水煎，分 2 次温服。

2013 年 10 月 8 日二十三诊。

代诉：患者时有胁胀，左下肢有酸感，咳痰夹血。

处方：十六诊加制南星 10g，14 剂，每日 1 剂，水煎，分 2 次温服。

2013 年 11 月 9 日二十四诊。

代诉：患者左下肢酸痛，入晚尤甚，头痛明显，纳谷尚可，晚餐多食后饱胀。

处方：十六诊方加制南星 10g，九香虫 6g，14 剂，每日 1 剂，水煎，分 2 次温服。

按：十五诊后，症情尚稳，惟癌毒阻滞经络之疼痛渐显，故方中先后伍入制乳香、制南星、九香虫等定痛之品。

食　道　癌（案12）

陈某，男，62 岁，江苏省南京市郊区农民。2012 年 10 月 27 日初诊。

患者食管癌术后，未见明显转移，反酸，吞咽尚畅，纳可，体力稍差，腹鸣时泻，形瘦较显，面色晦暗，舌质暗苔薄，脉细。

辨证：癌毒伤正，胃失和降，脾气虚弱。

治法：益气扶正，健脾和胃，抗癌解毒。

处方：生黄芪 15g，天花粉 15g，沉香 6g（后下），炙海螵蛸 15g（先煎），苏梗 10g，炒白术 12g，云茯苓 12g，炒苡仁 15g，干姜 8g，八月札 15g，石打穿 15g，莪术 10g，山慈菇 15g，炙僵蚕 10g，14 剂，每日 1 剂，水煎，分 2 次温服。

按：本案系食管癌术后，癌毒与手术均伤及正气，胃失和降而泛吐酸水，脾气虚弱而运化不健，机体失养，故见腹鸣时泻，形瘦较显，气色亦差等。目前正虚明显，故本阶段治疗拟补正健脾,结合下气降逆与抗癌解毒。初诊方用生黄芪、炒白术、云茯苓、炒苡仁、干姜等,补中健脾、助运止泻,以资化源;沉香、苏梗、炙海螵蛸等,下气降逆制酸;天花粉、八月札、石打穿、莪术、山慈菇、炙僵蚕等,抗癌解毒、软坚消结,故治疗以扶正健脾为主,兼顾抗癌和胃、下气降逆等。

2012 年 11 月 10 日二诊。

患者一切尚可,诸症缓解,时有手术创口疼痛,舌质稍暗苔薄,脉细弦。

处方:初诊方加九香虫 6g,14 剂,每日 1 剂,水煎,分 2 次温服。

2012 年 11 月 25 三诊。

患者手术创口疼感,反酸已减,大便成形,仍有腹鸣,舌质稍暗苔薄微黄,脉细。

处方:初诊方加防风 10g,九香虫 6g,14 剂,每日 1 剂,水煎,分 2 次温服。

2012 年 12 月 8 日四诊。

患者诸症均缓,自觉一切尚可,舌质稍暗苔薄微黄,脉细。

处方:初诊方继服,14 剂,每日 1 剂,水煎,分 2 次温服。

2012 年 12 月 22 日五诊。

患者创口疼痛已缓,纳食亦畅,精神、体力好转,舌质暗紫苔薄微黄腻,脉细滑。

处方:初诊方加九香虫 6g,佩兰 10g,炒黄芩 10g,14 剂,每日 1 剂，水煎，分 2 次温服。

2013 年 1 月 19 日六诊。

患者纳谷时偶有创口疼痛，形体稍胖，腹鸣，舌质红、瘀暗，苔薄，脉弱。

处方：初诊方加陈皮 12g，九香虫 6g，炒黄芩 10g，21 剂，每日 1 剂，水煎，分 2 次温服。

2013 年 3 月 30 日七诊。

患者大便欠成形，纳可，体力稍复，舌质红、瘀暗，苔薄，脉弱。

处方：初诊方继服，21 剂，每日 1 剂，水煎，分 2 次温服。

2013 年 4 月 21 日八诊。

患者食油腻后腹泻，偶有咽中不适，舌质瘀暗苔薄微黄，脉濡。

处方：初诊方加白残花 6g，陈皮 10g，乌梅 10g，21 剂，每日 1 剂，水煎，分 2 次温服。

2013 年 5 月 11 九诊。

患者腹鸣，创口轻痛，便稀，舌质红瘀暗苔薄，脉弱。

处方：初诊方加防风 10g，乌梅 10g，九香虫 6g，14 剂，每日 1 剂，水煎，分 2 次温服。

2013 年 5 月 25 日十诊。

患者易于腹泻，入夜泛吐胃酸，舌质暗苔薄微腻，脉细弦。

处方：初诊方加防风 10g，乌梅 10g，炒黄芩 8g，14 剂，每日 1 剂，水煎，分 2 次温服。

2013 年 6 月 8 日十一诊。

患者症情平稳，形瘦，腹泻易作，舌质红、瘀暗，苔薄，脉弱。

处方：初诊方加防风 10g，乌梅 10g，炒黄芩 8g，陈皮 12g，砂仁 6g（后下），14 剂，每日 1 剂，水煎，分 2 次温服。

2013 年 6 月 22 日十二诊。

患者腹泻基本已止，余无特殊，舌质稍暗苔薄，脉濡。

处方：初诊方生黄芪改为 20g；加防风 10g，乌梅 10g，炒黄芩 8g，陈皮 12g，砂仁 6g（后下）。14 剂，每日 1 剂，水煎，分 2 次温服。

2013 年 7 月 13 日十三诊。

患者时有体乏，腹泻未作，大便日行 2 次，舌质暗苔薄微黄，脉濡。

处方：初诊方加乌梅 10g，陈皮 12g，砂仁 6g（后下），赤石脂 12g，14 剂，每日 1 剂，水煎，分 2 次温服。

2013 年 7 月 27 日十四诊。

患者时有腹鸣腹泻，形体消瘦，舌质暗淡苔薄微黄，脉弦滑。

处方：初诊方去沉香；加乌梅 10g，防风 10g，大白芍 10g。21 剂，每日 1 剂，水煎，分 2 次温服。

2013 年 8 月 17 日十五诊。

患者食油腻后腹泻，平卧时泛酸，舌质暗苔薄，脉浮滑。

处方：初诊方继服，14 剂，每日 1 剂，水煎，分 2 次温服。

2013 年 8 月 31 日十六诊。

患者症情平稳，形瘦，舌质稍暗苔薄，脉细弦。

处方：初诊方去沉香；加乌梅 10g，防风 10g，大白芍 10g，党参 12g。14 剂，每日 1 剂，水煎，分 2 次温服。

2013 年 9 月 14 日十七诊。

患者近况尚平，诉无明显不适，舌质红、瘀暗，苔薄，脉弱。

处方：初诊方去沉香；加乌梅 10g，防风 10g，党参 12g，砂仁 6g（后下）。14 剂，每日 1 剂，水煎，分 2 次温服。

2013 年 9 月 28 日十八诊。

患者自觉身体较前舒适，症情平稳好转，舌质稍暗苔薄，脉细滑。血压 106/80mmHg。

处方：初诊方继服，14 剂，每日 1 剂，水煎，分 2 次温服。

2013 年 10 月 12 日十九诊。

患者纳谷有增，身体亦适，气色好转，舌质稍暗苔薄，脉弦滑。

处方：初诊方去沉香；加乌梅 10g，党参 12g，砂仁 6g（后下），鸡血藤 12g。14 剂，每日 1 剂，水煎，分 2 次温服。

2013 年 10 月 26 日二十诊。

患者诉精神、体力明显好转，纳谷增加，气色好转，舌质暗苔薄黄微腻，脉细弦。

处方：初诊方继服，14 剂，每日 1 剂，水煎，分 2 次温服。

按：治疗全程以补气健脾，结合下气降逆与抗癌解毒等法为主治疗。因患者时有腹泻，故治疗过程中曾合用党参、陈皮、砂仁，加强健脾助运以止泻；或合用防风、大白芍等，抑肝扶脾以止泻；或用乌梅、赤石脂、炒黄芩等，苦酸收敛以止泻。

胃贲门癌（案13）

黄某，男，66 岁，江苏省南京市退休教师。2013 年 3 月 9 日初诊。

患者贲门癌术后 1 周，目前正在进行化疗。局部淋巴结未见明显转移，自觉胸骨后仄阻，厌食，体乏无力，质稍暗苔薄，脉细弦。

辨证：癌毒伤正，纳运失和。

治法：抗癌扶正，理气运脾，和胃助纳。

处方：生黄芪 20g，天花粉 15g，莪术 10g，八月札 12g，山慈菇 12g，白花蛇舌草 15g，石打穿 15g，生苡仁 15g，炙僵蚕 10g，陈皮 12g，砂仁 6g（后下），炒山楂 15g，炒神曲 15g，沉香 6g（后下），14 剂，每日 1 剂，水煎，分 2 次温服。

按：本案患者为贲门癌术后，体乏无力，加之目前正在进行化疗，正伤无疑；癌毒蕴胃，气机不利，纳运失和，故见胸骨后仄阻、厌食等。治以抗癌与运脾助纳并举，兼以扶正。初诊方用莪术、八月札、山慈菇、白花蛇舌草、石打穿、生苡仁、炙僵蚕等，抗癌解毒、软坚消结；陈皮、砂仁、炒山楂、炒六曲、沉香等，理气运脾、开胃助纳；生黄芪、天花粉，益气养阴、扶正抗癌。

2013 年 3 月 23 日二诊。

患者诉服药后诸症均缓，但吞咽时稍有仄阻不适，舌质稍暗苔薄，脉细。

处方：初诊方加蜣螂虫 2g，14 剂，每日 1 剂，水煎，分 2 次温服。

2013 年 4 月 13 日三诊。

患者时有腹泻，体乏无力，舌质稍暗苔薄，脉细。

处方：初诊方加炒苡仁 15g，炒白术 12g，14 剂，每日 1 剂，水煎，分 2 次温服。

2013 年 5 月 4 日四诊。

患者已化疗 3 疗程，刻值化疗后第八日，吞咽稍欠畅，质稍暗苔薄，脉细。

处方：初诊方加蜣螂虫 2g，炒苡仁 15g，14 剂，每日 1 剂，水煎，分 2 次温服。

2013 年 5 月 18 日五诊。

患者吞咽欠畅，余无特殊，舌质稍暗苔薄，脉弦滑。

处方：初诊方加蜣螂虫 2g，苏梗 10g，14 剂，每日 1 剂，水煎，分 2 次温服。

2013 年 6 月 8 日六诊。

患者症情平稳，吞咽尚畅，舌质偏淡苔薄，脉细弦。

处方：初诊方加苏梗 10g，14 剂，每日 1 剂，水煎，分 2 次温服。

2013 年 6 月 22 日七诊。

患者胸骨后稍有烧灼感，吞咽欠畅，质暗苔薄，脉细。

处方:初诊方加土鳖虫 6g，蛂螂虫 2g,炙海螵蛸 12g（先煎），白残花 6g，苏梗 10g，14 剂，每日 1 剂，水煎，分 2 次温服。

2013 年 7 月 17 日八诊。

患者化疗已于 2013 年 6 月底结束，稍觉寐差，舌质暗苔薄，脉细。

处方：初诊方加土鳖虫 6g，蛂螂虫 2g，夜交藤 30g，合欢皮 12g，14 剂，每日 1 剂，水煎，分 2 次温服。

2013 年 8 月 31 日九诊。

患者偶有咽部灼热感，曾有剧烈胁痛，余无不适，舌质暗苔薄，脉濡细。

处方：初诊方加土鳖虫 6g，蛂螂虫 2g，夜交藤 30g，合欢皮 12g，延胡索 10g，14 剂，每日 1 剂，水煎，分 2 次温服。

2013 年 9 月 14 日十诊。

患者症情平稳，舌质暗苔薄，脉濡细。患者要求按九诊方治疗。

处方：九诊方继服，14 剂，每日 1 剂，水煎，分 2 次温服。

2013 年 9 月 28 日十一诊。

患者快速进干食时，有吞咽不畅感，舌质暗苔薄，脉细。

处方：九诊方继服，28 剂，每日 1 剂，水煎，分 2 次温服。

2013 年 11 月 9 日十二诊。

患者症情平稳，自觉一切尚可，舌质暗苔薄，脉细。

处方：九诊方继服，14 剂，每日 1 剂，水煎，分 2 次温服。

2013 年 11 月 30 日十三诊。

患者较快进食时有不畅感，腹中鸣响，夜寐早醒，小溲欠畅、分叉，舌质淡红苔薄，脉细弱。

处方：初诊方加土鳖虫 6g，蜣螂虫 2g，夜交藤 30g，乌药 6g，海藻 15g，21 剂，每日 1 剂，水煎，分 2 次温服。

2014 年 1 月 4 日十四诊。

患者近日寐差，早醒，咽中稍有仄阻感，吞咽无大碍，舌质淡红苔薄，脉细弱。近日复查 CT 示胃癌术后改变，余无明显异常。

处方：初诊方加土鳖虫 6g，蜣螂虫 2g，夜交藤 30g，合欢皮 12g，21 剂，每日 1 剂，水煎，分 2 次温服。

按：因病位在脘口，自觉吞咽欠畅，故二诊起酌入蜣螂虫搜剔癌毒、化瘀通塞，以治癌性梗阻；三诊时因伴腹泻、体乏无力，故加炒苡仁、炒白术，健脾止泻；七诊时见胸骨后烧灼感、吞咽欠畅，故加炙海螵蛸、白残花、苏梗，和胃下气；蜣螂虫、土鳖虫，入络搜剔、散结祛瘀，以防梗阻。

胃　　癌（案14）

邢某，男，43 岁，江苏省南京市泥瓦工。2013 年 7 月 27 日初诊。

患者 2012 年 10 月因胃癌而行胃大部切除术，术后病理查见局部淋巴结多处浸润转移，此后患者连续化疗6次。现患者声音嘶哑，精神、体力、纳谷均可，舌质淡暗苔薄，脉滑。近日B超检查示腹主动脉旁小结节；CEA 8.41μg/L。

辨证：癌毒走注，搏结痰瘀，伤及正气。

治法：抗癌解毒，软坚散结，补气健脾。

处方：炙黄芪15g，天花粉15g，炒白术12g，云茯苓12g，陈皮12g，八月札15g，石打穿12g，山慈菇15g，漏芦12g，莪术10g，白花蛇舌草15g，仙鹤草15g，21剂，每日1剂，水煎，分2次温服。

按：本案癌毒蕴胃，且已走注，因患者素体尚强健，故伤及正气的表现不明显，治疗应以抗癌解毒为重点。初诊方用八月札、石打穿、山慈菇、漏芦、莪术、白花蛇舌草等，抗癌消结；炙黄芪、仙鹤草、天花粉等，补气养阴扶正；因病位在胃，故固护中焦尤为重要，况处方用药不多，尚有加入药味空间，故方中再合炒白术、云茯苓、陈皮健脾助运。

2013年8月17日二诊。

患者自觉尚可，大便稍干，舌质淡暗苔薄，脉滑。

处方：初诊方加决明子12g，生苡仁15g，炙鳖甲15g（先煎），21剂，每日1剂，水煎，分2次温服。

2013年9月7日三诊。

患者诉一切尚可，舌质淡红苔薄，脉濡滑。

处方：初诊方加青皮12g，菝葜12g，21剂，每日1剂，水煎，分2次温服。

2013 年 9 月 28 日四诊。

患者自觉无特殊不适，惟时有体乏，舌质淡红苔薄，脉濡滑。

处方：初诊方加青皮 12g，菝葜 12g，21 剂，每日 1 剂，水煎，分 2 次温服。

2013 年 10 月 19 日五诊。

患者诉自觉尚可，舌质淡暗苔薄，脉滑。

处方：四诊方继服，21 剂，每日 1 剂，水煎，分 2 次温服。

2013 年 11 月 9 日六诊。

患者食后脘部偏左稍有胀感，舌质稍红苔薄，脉细弦。

处方：初诊方加炙鸡金 10g，炙鳖甲 15g（先煎），青皮 10g，21 剂，每日 1 剂，水煎，分 2 次温服。

2013 年 11 月 30 日七诊。

患者症情平稳，偶有胸脘针刺感，舌质淡红苔薄微黄，脉细弦。

处方：初诊方加制丹参 15g，炙鳖甲 15g（先煎），青皮 12g，21 剂，每日 1 剂，水煎，分 2 次温服。

2013 年 12 月 21 日八诊。

患者一切尚可，自觉无明显不适，纳谷、体力均佳，胸脘部刺痛感消失，舌质淡红苔薄，脉细弦。

处方：七诊方继服，14 剂，每日 1 剂，水煎，分 2 次温服。

按：因初诊方中药味不多，仅 12 味，尚有配伍用药空间，加之惟恐抗癌力度不足，故疗程中曾酌加其他抗癌消结之品，药如生苡仁、炙鳖甲、菝葜、青皮等。六诊时患者食后脘部偏左稍有胀感，故加炙鸡金消食和中；七诊时因偶有胸脘针刺感，故仿丹参饮，加入制丹参活血止痛。

胃　　癌（案15）

李某，女，51岁，江苏省南京市江宁区工人。2013年3月21日初诊。

患者2008年因胃癌而行胃大部切除术，术中病理检查发现局部有转移，曾行化疗。患者刻下自觉脘腹作胀，腹中鸣响，坠痛，胁胀，纳谷尚可，但多食后脘胀，时有反胃，便秘不畅，质干，胆囊区压痛不显，情绪抑郁或急躁，舌质稍暗苔薄，脉弱。近日复查尚可，胃镜示吻合口炎，慢性胃炎，Hp阳性。

辨证：癌毒侵袭，肝木乘脾犯胃。

治法：抗癌解毒，疏肝健脾和胃。

处方：生黄芪15g，生白术15g，茯苓12g，陈皮12g，川厚朴6g，香附10g，川楝子10g。炒枳实10g，郁李仁12g，决明子12g，炒山楂15g，炒神曲15g，炙鸡金10g，八月札12g，白花蛇舌草15g，石打穿12g，14剂，每日1剂，水煎，分2次温服。

按：本案因癌毒滞胃而行胃大部切除术，且局部侵袭转移已大伤中焦脾胃，肝木乘虚而袭脾犯胃。肝郁不舒，则胁胀、情绪抑郁或急躁；乘脾则脘腹作胀、腹中鸣响、坠痛、便秘不畅；犯胃则食后脘胀，时有反胃等。治可暂以疏肝健脾、和胃通腑为主，兼以抗癌解毒。待脾胃功能稍复，症情缓解，即转方专事抗癌解毒为主。初诊方用生黄芪、生白术、茯苓、陈皮等，益气健脾助运;炒山楂、炒六曲、炙鸡金,消食和中助纳;香附、川楝子疏肝理气以缓肝旺;川厚朴、炒枳实、郁李仁、决明子,行气通腑、润肠通便;石打穿、八月札、白花蛇舌草等,抗癌解毒、消肿散结。

2013 年 4 月 2 日二诊。

患者药后脘胀缓解,时有腹鸣,自觉胸脘部气多走窜,舌质稍暗苔黄,脉滑。

处方:初诊方加沉香 6g（后下）,蒲公英 12g,防风 10g,14 剂,每日 1 剂,水煎,分 2 次温服。

2013 年 4 月 18 日三诊。

患者腹部仍稍有胀感,时感气窜,舌质稍暗苔黄,脉滑。

处方:初诊方加沉香 6g（后下）,大白芍 10g,莪术 10g,14 剂,每日 1 剂,水煎,分 2 次温服。

2013 年 5 月 14 日四诊。

患者左下肢乏力,时有气短,舌尖刺痛,舌质稍暗苔薄,脉细。

处方:初诊方去郁李仁;加怀牛膝 15g,党参 12g,柴胡5g。14 剂,每日 1 剂,水煎,分 2 次温服。

2013 年 5 月 28 日五诊。

患者自觉上腹及脘肋气窜,时有紧缩感,肠鸣辘辘,时有早餐后泛恶欲吐,左下肢乏力稍缓,心情抑郁,近三四日大便未解,左肩疼痛不适,舌质稍暗苔薄,脉弱。

处方:初诊方加九香虫 6g,党参 10g,炒柴胡 5g,7 剂,每日1剂，水煎，分2次温服。

2013年6月4日六诊。

患者药后泛恶欲吐告止，大便转调，日行1次，但上脘仄阻气逆，余症均缓，舌质稍暗苔薄，脉细。

处方：初诊方加沉香6g（后下），党参12g，柴胡5g，14剂，每日1剂，水煎，分2次温服。

2013年10月17日七诊。

患者停药已久，现觉脘腹胀满，偶有隐痛，甚则牵及下腹、背部，四处走窜，腹中鸣响较甚，大便干结难解，或7日一行，食纳尚可，早餐后偶泛恶，情绪抑郁，体乏易疲，痔血，目睛干涩，舌质稍暗，边尖齿痕，苔薄微黄，脉濡。

处方：炒白术12g，茯苓12g，陈皮12g，党参10g，香附10g，郁金10g，川厚朴6g，炒枳实10g，决明子12g，郁李仁12g，八月札15g，石打穿15g，白花蛇舌草15g，莪术10g，沉香6g（后下），14剂，每日1剂，水煎，分2次温服。

2013年10月29日八诊。

患者脘胁作胀，自觉气短，体乏懒言，腹满时作，情绪抑郁，大便干结缓解，痔血，面色少华，舌质淡红苔薄微黄，脉弱。

处方：炙黄芪15g，党参12g，生白术15g，炒枳实10g，炒当归10g，鸡血藤12g，香附10g，柴胡5g，郁金10g，大白芍10g，川芎10g，陈皮12g，沉香6g（后下），石打穿15g，八月札15g，莪术10g，决明子12g，7剂，每日1剂，水煎，分2次温服。

2013 年 11 月 12 日九诊。

患者脘胁气窜作胀，口中异味，体乏，舌质稍暗苔薄微黄，脉细。

处方：八诊方去炙黄芪；加佩兰 10g。7 剂，每日 1 剂，水煎，分 2 次温服。

2013 年 11 月 19 日十诊。

患者脘腹气窜，时有便意，痔疮不适略缓，舌质淡红苔薄，脉细弦。

处方：八诊方去炙黄芪；加川厚朴 6g，白花蛇舌草 15g，九香虫 6g。14 剂，每日 1 剂，水煎，分 2 次温服。

2013 年 12 月 3 日十一诊。

患者体力稍复，上腹鸣响较显，腹胀隐痛，有蚁行感，舌质淡红苔薄，脉濡。

处方：八诊方去炙黄芪；加川厚朴 6g，防风 10g，白花蛇舌草 15g。28 剂，每日 1 剂，水煎，分 2 次温服。

2013 年 12 月 31 日十二诊。

患者症状缓解，背部有牵掣感，腹鸣、胁胀已缓，舌质淡红苔薄，脉濡。

处方：八诊方去炙黄芪；加防风 10g，木瓜 10g。14 剂，每日 1 剂，水煎，分 2 次温服。

按：治至六诊，脾胃症情已明显缓解，余正欲转方抗癌解毒、消肿散结为主之际，却遇患者意外停诊 3 个月。这与患者医从性较差、医护医嘱不及时有关。七诊时宿羔复作，症情基本同初诊所见，故仍以初诊方出入，党参易黄芪，以防升提太过，略去炒山楂、炒六曲、炙鸡金等消食助纳，合入莪术抗癌消积、沉香下气降逆之功；八诊时患者虚象明显，故再合入炙黄芪、炒当归、鸡血藤、大白芍等补养气血之品，扶正抗癌。

胃　　癌（案16）

李某，男，68岁，江苏省南京市郊区农民。2013年1月15日初诊。

患者2012年8月31日于南京市某医院行胃镜检查示胃巨大溃疡（性质待定）、慢性胃炎；活检病理显示胃低分化腺癌伴坏死。随后即行胃远端大部切除术，但局部淋巴结多处转移。患者目前自觉体乏无力，纳谷偏少，面色少华，舌质淡红苔薄，脉弦滑。

辨证：癌毒滞留，耗伤正气，脾运不健。

治法：扶正抗癌，健脾助运。

处方：太子参12g，炒白术12g，鸡血藤12g，炒当归12g，陈皮12g，砂仁6g（后下），生苡仁15g，八月札12g，石打穿12g，莪术10g，山慈菇15g，炙僵蚕10g，炙海螵蛸12g（先煎），漏芦15g，白花蛇舌草15g，14剂，每日1剂，水煎，分2次温服。

按：本案系癌肿晚期，癌毒滞着，损伤脾胃，耗伤气血，故见体乏无力、面色少华、纳谷偏少等。治当补益气血以养正，健脾助运以资化源，冀正气渐复，能抗御癌邪，延续生命。方中用太子参、炒白术、鸡血藤、炒当归，补养气血；陈皮、炙海螵蛸、砂仁，运脾和中助纳；生苡仁、八月札、石打穿、莪术、山慈菇、炙僵蚕、漏芦、白花蛇舌草，抗癌解毒、软坚散结。

2013 年 2 月 5 日二诊。

患者近日一切可，纳谷尚调，体力亦佳，舌质稍暗苔薄，脉濡滑。

处方：初诊方继服，21 剂，每日 1 剂，水煎，分 2 次温服。

2013 年 2 月 26 日三诊。

患者诉纳谷尚可，精神、体力亦佳，惟面色欠佳，肩痛，舌质稍淡苔薄，脉弱。

处方：初诊方加姜黄 10g，14 剂，每日 1 剂，水煎，分 2 次温服。

2013 年 3 月 12 日四诊。

患者近两三日胃脘部偶有短时轻疼，或与冷食有关，双侧肩胛部位时有轻疼，余尚可，舌质稍暗苔薄，脉弦滑，重按无力。

处方：三诊方继服，14 剂，每日 1 剂，水煎，分 2 次温服。

2013 年 3 月 26 日五诊。

患者药后自觉一切尚可，惟双肩胛时有轻疼，纳谷尚佳，舌稍暗苔薄，脉濡滑。

处方：初诊方加羌活 12g，14 剂，每日 1 剂，水煎，分 2 次温服。

2013 年 4 月 9 日六诊。

患者诉一切可，自觉无明显不适，舌质稍暗苔薄，脉弦滑。

处方：初诊方继服，14 剂，每日 1 剂，水煎，分 2 次温服。

2013 年 4 月 23 日七诊。

患者近日寐差，偶有心悸，舌质稍暗苔薄，脉细。

处方：初诊方加合欢皮12g，夜交藤30g，14剂，每日1剂，水煎，分2次温服。

2013年5月7日八诊。

患者近感腰痛，体力尚可，纳谷尚佳，夜寐亦安，舌质稍暗苔薄，脉濡。

处方：初诊方加仙鹤草15g，桑寄生15g，川断12g，14剂，每日1剂，水煎，分2次温服。

2013年5月21日九诊。

患者自觉一切尚可，腰痛大缓，精神体力尚可，形体稍有消瘦，但体重尚可，纳谷、夜寐、二便正常，舌质稍暗苔薄，脉弦滑。

处方：初诊日，加仙鹤草15g，桑寄生15g，14剂，每日1剂，水煎，分2次温服。

2013年6月4日十诊。

患者腰痛告止，偶觉脘部不适，面色少华，舌质淡，边尖有齿痕，苔薄，脉细。

处方：初诊方加桑寄生15g，14剂，每日1剂，水煎，分2次温服。

2013年6月18日十一诊。

患者服药后自觉一切尚可，惟时有双肩轻痛，脘部不适告止，舌质淡红苔薄微黄，脉濡细。

处方：初诊方加羌活12g，桑寄生15g，姜黄10g，14剂，每日 1 剂，水煎，分 2 次温服。

2013 年 7 月 2 日十二诊。

患者自觉一切尚可，双肩疼痛不显，舌质淡红苔薄，脉濡细。

处方：初诊方加姜黄 10g，仙鹤草 15g，14 剂，每日 1 剂，水煎，分 2 次温服。

2013 年 7 月 16 日十三诊。

患者自觉一切尚可，舌质淡苔薄，脉弱。

处方：十二诊方继服，14 剂，每日 1 剂，水煎，分 2 次温服。

2013 年 7 月 30 日十四诊。

患者自觉无明显不适，舌质稍暗苔薄，脉弦滑。

处方：初诊方加姜黄 10g，仙鹤草 15g，21 剂，每日 1 剂，水煎，分 2 次温服。

2013 年 8 月 27 日十五诊。

患者自觉一切尚可，左胁腹部偶有隐痛，双肩疼痛不显，舌质稍暗苔薄，脉弦滑。

处方：初诊方加九香虫 6g，羌活 12g，炙黄芪 15g，14 剂，每日 1 剂，水煎，分 2 次温服。

2013 年 9 月 10 日十六诊。

患者近感双下肢腓肠肌部位轻痛，稍觉体乏，舌质淡红苔薄，脉濡。

处方：初诊方加怀牛膝 15g，炙黄芪 20g，14 剂，每日 1 剂，水煎，分 2 次温服。

2013 年 9 月 24 日十七诊。

患者自觉尚可，无明显不适，舌质淡红苔薄，脉弦滑。

处方：初诊方加炙黄芪 20g，怀牛膝 15g，14 剂，每日 1 剂，水煎，分 2 次温服。

2013 年 10 月 8 日十八诊。

患者近感尚可，无明显不适，舌淡红苔薄，脉弦滑。

处方：十七诊方继服，14 剂，每日 1 剂，水煎，分 2 次温服。

2013 年 10 月 22 日十九诊。

患者自觉尚可，面色欠华，体力、纳谷均可，查体未触及左锁骨上淋巴结，舌淡红苔薄，脉濡。

处方：十七诊方继服，14 剂，每日 1 剂，水煎，分 2 次温服。

按：二诊后症情平稳，或兼肩疼，或寐差心悸，或腰痛，或伴体乏等，故守方加减治疗。

胃　　癌（案17）

张某，男，70 岁，江苏省南京市高淳区退休工人。2010 年 7 月 24 日初诊。

患者胃癌术后近半年，术中发现局部转移。患者自觉腹鸣，稍有嗳气，大便日行 2 次，欠成形，腰部疼痛，手足麻木，耳鸣，纳谷尚可，舌质暗红苔薄腻，脉弦滑。

辨证：癌毒滞着，脾胃不和，经脉不利。

治法：抗癌解毒，散结消肿，健脾和中。

处方：炒白术 12g，炒苡仁 12g，炒怀山药 12g，干姜 6g，乌梅 10g，大白芍 10g，香附 10g，八月札 12g，石打穿 12g，山慈菇 12g，漏芦 12g，生苡仁 15g，莪术 10g，独活 12g，羌活 12g，14 剂，每日 1 剂，水煎，分 2 次温服。

按：本案在行胃癌切除术中发现局部转移，系癌毒搏结痰瘀而滞留体内，侵袭他处。癌瘤扰乱气机，脾胃升降不利，故见腹鸣、嗳气、大便欠成形等；而腰部疼痛、手足麻木、耳鸣等系高年肾虚而肝旺，经脉不利所致。目前治疗应以健脾和中与抗癌散结并举，高年肾虚肝旺诸症可暂缓处理。初诊方用炒苡仁、炒怀山药、炒白术、干姜，健脾温中止泻；乌梅酸敛，香附、大白芍，疏肝缓肝，以利脾胃气机升降；八月札、石打穿、山慈菇、漏芦、生苡仁、莪术等，抗癌解毒、软坚消结；独活、羌活，祛风湿以疗腰痛及手足麻木。

2010 年 8 月 7 日二诊。

患者诉一切尚可，双耳鸣响时作，稍有嗳气，手足麻木，舌质暗红苔薄腻，脉弦滑。

处方：初诊方去生苡仁；加鸡血藤 12g，石菖蒲 10g。21 剂，每日 1 剂，水煎，分 2 次温服。

2010 年 8 月 28 日三诊。

患者症情平稳，双耳鸣响，背部胀痛，肛门坠感，大便欠成形，舌质暗红苔薄微黄，脉细弦。

处方：初诊方加煨木香 10g，14 剂，每日 1 剂，水煎，分 2 次温服。

2010年9月11日四诊。

患者腹鸣，大便欠成形，时有噫气，双耳闭气，眩晕，肩背胀痛，舌质暗红苔薄腻，脉弦滑。

处方：初诊方去生苡仁；加姜黄10g，炙黄芪15g。7剂，每日1剂，水煎，分2次温服。

2010年9月18日五诊。

患者近查血生化无特殊，血常规示血小板（PLT）87×10^9/L，余症同前，舌质暗红苔薄微黄，脉细弦。

处方：初诊方去干姜；加炮姜6g，茜根炭12g，陈皮10g。21剂，每日1剂，水煎，分2次温服。

2010年10月9日六诊。

患者近日腹鸣，隐痛，肛坠，大便欠成形，稍有噫气，舌质暗红苔薄微黄，脉细弦。

处方：初诊方加九香虫6g，炮姜6g，焦山楂12g，炒神曲12g，14剂，每日1剂，水煎，分2次温服。

2010年10月23日七诊。

患者诉服药后病情尚稳。刻下感觉纳后稍有嗳气，腰酸背胀，大便溏薄不成形，日行2~3次，舌质暗红苔薄微黄，脉细弦。

处方：焦白术12g，炒苡仁15g，炒山药12g，干姜6g，乌梅10g，香附10g，八月札12g，石打穿15g，山慈菇12g，砂仁6g（后下），桃仁10g，羌活10g，独活10g，炒扁豆15g，7剂，每日1剂，水煎，分2次温服。

2010 年 10 月 30 日八诊。

患者噫气减少，时有腹鸣，肛坠，背胀腰痛，舌质稍红苔薄，脉细弦。

处方：初诊方加姜黄 10g，炮姜 6g，焦山楂 12g，焦神曲 12g，7 剂，每日 1 剂，水煎，分 2 次温服。

2010 年 11 月 6 日九诊。

患者诉稍有腹鸣，侧腹痛，背胸作胀，噫气，舌质稍红苔薄，脉细弦。

处方：初诊方加九香虫 6g，陈皮 10g，14 剂，每日 1 剂，水煎，分 2 次温服。

2010 年 11 月 20 日十诊。

患者近日复查胃镜示吻合口炎伴多发糜烂、残胃炎；病理示慢性中度活动性浅表性胃炎，局灶区肠上皮化生；CT 示两上肺纤维化灶；双侧肾囊肿；血常规示 PLT 98×10^9/L；CEA、CA125、CA19-9、CA72-4 等肿瘤免疫指标均在正常范围；血生化乳酸脱氢酶（LDH）251U/L。患者刻诊脘部隐痛，噫气稍作，无泛酸，纳谷一般，胸背作胀，精神、体力尚可，侧腹痛好转，大便成形，日行 1~2 次，舌质暗红苔白微腻，脉弦。

处方：初诊方加制丹参 15g，陈皮 10g，14 剂，每日 1 剂，水煎，分 2 次温服。

2010 年 12 月 4 日十一诊。

患者药后脘部隐痛，噫气稍有缓解，腰痛稍作，背胀，体力尚可，大便成形，日行 1~2 次，时有头晕，舌质暗红苔薄白，伸舌右偏，脉细弦。

处方：初诊方加姜黄 10g,制丹参 15g,14 剂，每日 1 剂，水煎，分 2 次温服。

2010 年 12 月 19 日十二诊。

患者仍觉脘部隐痛，腰痛，背胀，舌质红苔薄黄腻，脉弦。

处方：初诊方加九香虫 6g，蒲公英 15g，白花蛇舌草 15g，14 剂，每日 1 剂，水煎，分 2 次温服。

2011 年 1 月 8 日十三诊。

患者有时脘腹鸣响，噫气，双耳轻度鸣响，胸背作胀，大便日行 1~2 次，尚成形，舌质暗红苔薄黄，伸舌右偏，脉濡。

处方：初诊方加九香虫 6g，姜黄 10g，14 剂，每日 1 剂，水煎，分 2 次温服。

2011 年 1 月 22 日十四诊。

患者诸症好转，但噫气仍作,食后为甚,胸背轻胀,大便成形，日行 1~2 次，稍有腰痛，伸舌右偏，舌质暗红苔中部黄，脉弦。

处方：初诊方去乌梅；加川黄连 4g，法半夏 10g，九香虫 6g。28 剂，每日 1 剂，水煎，分 2 次温服。

2011 年 2 月 26 日十五诊。

患者时有食后噫气，背脊胀痛，梦遗，茎痒，双下肢抽掣，脘部轻痛，大便成形，日行 1~2 次，舌质暗苔薄黄，脉弦细。

处方：初诊方加黄柏 10g，龙胆草 6g，木瓜 10g，14 剂，每日 1 剂，水煎，分 2 次温服。

按：十五诊时所见梦遗、茎痒、双下肢抽掣等系肝经湿热下扰，筋脉不利所致，故加龙胆草、黄柏清泄下焦肝经湿热，加木瓜舒缓筋脉，以止下肢抽掣。

2011 年 3 月 12 日十六诊。

　　患者稍有噫气，肠鸣，遗精已止，腹胀，茎痒，背胀，舌质稍暗苔薄，脉细弦。

　　处方：初诊方加沉香 6g（后下），乌药 6g，龙胆草 6g，14 剂，每日 1 剂，水煎，分 2 次温服。

2011 年 3 月 26 日十七诊。

　　患者症情平稳，肛门瘙痒，触之可及小硬结，腹鸣作响，舌质暗，苔微黄，薄腻，脉濡细。

　　处方：初诊方加生槐花 10g，土茯苓 15g，14 剂，每日 1 剂，水煎，分 2 次温服。

2011 年 4 月 9 日十八诊。

　　患者时有噫气，耳鸣，稍有头昏，腰正中疼痛，右足趾麻木，余无特殊，舌质暗红苔黄腻，脉细弦。

　　处方：川黄连 4g，炒黄芩 10g，制半夏 10g，干姜 6g，炒白术 12g，云茯苓 12g，陈皮 12g，生苡仁 15g，漏芦 12g，八月札 12g，石打穿 15g，山慈菇 12g，莪术 10g，独活 15g，川牛膝 15g，石菖蒲 12g，苍术 10g，14 剂，每日 1 剂，水煎，分 2 次温服。

2011 年 4 月 23 日十九诊。

　　患者腹鸣，大便欠成形，日行 2 次，腰痛，入夜下肢抽掣，头昏眼花好转，舌质暗红，舌苔转薄，色白，脉细弦。

处方：十八诊方去石菖蒲；加炒苡仁 15g，木瓜 12g，桑寄生 15g，炙水蛭 4g。14 剂，每日 1 剂，水煎，分 2 次温服。

2011 年 5 月 7 日二十诊。

患者嗳气稍缓，尿道口痒，小溲作胀。尿检无特殊；B 超示双肾囊肿，前列腺基本正常。患者稍有头晕，大便成形，舌质暗紫苔黄腻，脉弦滑。

处方：十八诊方去独活、川牛膝；加川厚朴 6g，车前子 12g（包煎），乌药 6g，佩兰 12g。14 剂，每日 1 剂，水煎，分 2 次温服。

2011 年 5 月 21 日二十一诊。

患者耳鸣，嗳气，小溲作胀，茎中尿道痒，下肢抽掣，足背发麻，舌质暗苔薄黄，脉细弦。

处方：十八诊方去独活；加木瓜 10g，乌药 6g，车前子 12g（包煎）。14 剂，每日 1 剂，水煎，分 2 次温服。

2011 年 6 月 3 日二十二诊。

患者 2011 年 5 月 23 日查尿常规未见异常，小溲尿道口瘙痒，茎根部亦痒，稍有嗳气，腰部正中作胀，入夜下肢抽掣，形体消瘦，舌质暗苔薄腻微黄，脉弦滑。

处方：十八诊方加川厚朴 8g，车前子 12g（包煎），香附 10g，木瓜 10g，14 剂，每日 1 剂，水煎，分 2 次温服。

2011 年 6 月 18 日二十三诊。

患者阴痒告止，时有左侧腹疼痛，腰痛，右下肢麻，舌质暗苔黄腻，脉细弦。

处方：十八诊方加姜黄 10g，车前子 12g（包煎），14 剂，每日 1 剂，水煎，分 2 次温服。

2011 年 7 月 2 日二十四诊。

患者稍有噫气，耳鸣，头昏，会阴部作胀，右下肢麻，舌质暗苔薄微黄，脉细弦。

处方：十八诊方加炙水蛭 4g，天麻 10g，14 剂，每日 1 剂，水煎，分 2 次温服。

2011 年 7 月 16 日二十五诊。

患者胃癌术后近 2 年，当时见局部转移，经中药调治以来，症情平稳，自觉脘部隐痛，脐周作胀，肛门瘙痒，舌质暗红苔黄腻，脉濡滑。近日胃镜示吻合口浅表溃疡，Hp 阳性；B 超检查肝胆无特殊。

处方：黄连 4g，黄芩 10g，制半夏 10g，干姜 8g，炙海螵蛸 15g（先煎），仙鹤草 15g，炒白术 12g，茯苓 12g，陈皮 12g，八月札 12g，莪术 10g，山慈菇 12g，漏芦 12g，天麻 10g，石菖蒲 12g，制丹参 15g，蒲公英 15g，砂仁 6g（后下），7 剂，每日 1 剂，水煎，分 2 次温服。

按：本诊脘痛，脐周作胀，观舌苔黄腻，故用辛开苦降法，药用黄连、黄芩、制半夏、干姜、蒲公英清化胃中湿热，以图根本；用炙海螵蛸、仙鹤草制酸收敛，以疗吻合口浅表溃疡；制丹参活血止痛；方中余药为健脾助运、抗癌解毒之品，使复方主旨不偏治疗主题。

2011 年 7 月 23 日二十六诊。

患者近感脘部隐痛,纳谷量少,腰痛,夜寐欠安,舌质稍暗,苔黄腻渐化,脉弦滑。查血常规,PLT 74×10⁹/L;病理示(吻合口)灶区腺上皮不典型增生。

处方:二十五诊方加佩兰 10g,茜根炭 15g,炙远志 10g,14 剂,每日 1 剂,水煎,分 2 次温服。

2011 年 8 月 6 日二十七诊。

患者胸背与会阴部作胀,小溲尚可,滑精,纳少,头昏,消瘦,舌质淡红苔薄,脉细弦。

处方:二十五诊方加炙鸡金 10g,金樱子 12g,乌药 6g,14 剂,每日 1 剂,水煎,分 2 次温服。

2011 年 8 月 22 日二十八诊。

患者症情平稳,荤食后易腹泻,噫气,耳鸣,纳谷量少,舌质稍暗苔薄黄腻,脉濡滑。

处方:二十五诊方加炒山楂 12g,炒神曲 12g,炒苡仁 15g,青皮 10g,炙鸡金 10g,石打穿 15g,14 剂,每日 1 剂,水煎,分 2 次温服。

2011 年 9 月 3 日二十九诊。

患者噫气,头昏,腹泻,日行 2~3 次,纳谷量少,舌质暗红苔薄,脉弦滑稍数。

处方:二十五诊方加乌梅 10g,炒苡仁 15g,炒山楂 15g,炒神曲 15g,14 剂,每日 1 剂,水煎,分 2 次温服。

2011 年 9 月 17 日三十诊。

患者近日嗳气明显，双耳闭气，纳谷欠馨，量少，胸脘作胀，背部胀痛，便行欠畅，外感轻咳，舌质暗红苔薄腻微黄，脉弦滑。

处方：川黄连 4g，炒黄芩 10g，法半夏 10g，干姜 6g，陈皮 12g，砂仁 6g（后下），炒枳壳 10g，石菖蒲 12g，沉香 5g（后下），炒山楂 15g，炒神曲 15g，炙鸡金 10g，天花粉 15g，青皮 10g，蒲公英 15g，生苡仁 15g，7 剂，每日 1 剂，水煎，分 2 次温服。

2011 年 9 月 24 日三十一诊。

患者嗳气，纳谷量增，脘胀稍减，便行欠畅，双耳闭气舌质暗红，苔薄腻微黄，脉弦滑。

处方：三十诊方加生白术 15g，石打穿 12g，莪术 10g，山慈菇 12g，14 剂，每日 1 剂，水煎，分 2 次温服。

2011 年 10 月 8 日三十二诊。

患者脘腹隐痛，背胀，腰痛且胀，舌质稍暗苔中部薄腻微黄，脉弦滑。

处方：三十诊方加炒白术 12g，九香虫 6g，石打穿 12g，莪术 10g，山慈菇 12g，21 剂，每日 1 剂，水煎，分 2 次温服。

2011 年 10 月 29 日三十三诊。

患者症情平稳，嗳气，耳鸣闭气，视物重影，左足跟掣痛，舌质暗苔薄黄腻，脉濡。

处方：三十诊方加川牛膝 15g，沉香 6g（后下），灵磁石 15g（先煎），14 剂，每日 1 剂，水煎，分 2 次温服。

2011 年 11 月 12 日三十四诊。

患者近日外感后双耳闭气，听力下降，嗳气不适，纳谷量减，黄腻苔薄，舌质暗，脉濡。

处方：三十诊方加沉香 6g（后下），炒山楂 15g，炒神曲 15g，灵磁石 15g（先煎），14 剂，每日 1 剂，水煎，分 2 次温服。

2011 年 11 月 26 日三十五诊。

代诉：患者近日纳谷稍减，背胀腰痛，头晕颧赤，于南京市高淳区某医院行 B 超检查示肝点状回声较密；血 γ-GT 62U/L；肿瘤免疫指标及血常规基本正常。

处方：法半夏 10g，陈皮 12g，姜竹茹 12g，炒枳实 10g，天麻 10g，炒白术 12g，川黄连 4g，石菖蒲 12g，代赭石 15g（先煎），砂仁 6g（后下），莪术 10g，八月札 12g，钩藤 15g（后下），14 剂，每日 1 剂，水煎，分 2 次温服。

按：此诊治疗主以清热化痰、平肝息风，暂脱扶正抗癌解毒主题，仅用莪术、八月札两味抗癌之品。

2011 年 12 月 10 日三十六诊。

代诉：患者下肢乏力，稍有头晕，排尿不畅，尿有不尽感，茎中轻痛。近日检查，血常规 PLT 87×10^9/L；B 超示前列腺增生。

处方：三十五诊方加车前子 12g（包煎），乌药 6g，川芎 10g，制丹参 15g，14 剂，每日 1 剂，水煎，分 2 次温服。

2011 年 12 月 24 日三十七诊。

患者近日因前列腺炎住院，经治好转。患者刻诊双下肢乏力，纳谷欠馨，腰背作胀，头晕，大便不畅，需服药方行，但欠成形，舌质暗红苔薄白，脉弦。

处方：党参 12g，生白术 12g，云茯苓 12g，陈皮 12g，砂仁 6g（后下），怀牛膝 15g，桑寄生 12g，炒山楂 15g，炒神曲 15g，楮实子 12g，天麻 10g，炒苡仁 15g，炒怀山药 12g，法半夏 10g，7 剂，每日 1 剂，水煎，分 2 次温服。

2011 年 12 月 31 日三十八诊。

代诉：患者药后诸症均有所好转，刻感下肢乏力，背胀，纳谷量少。近日查肝功能，总胆红素（TBIL）24.8μmol/L，直接胆红素（DBIL）11.0μmol/L，ALT 55U/L，AST 40U/L，γ-GT 67U/L。

处方：三十七诊方加垂盆草 30g，茵陈 20g，田基黄 15g，车前子 12g（包煎），14 剂，每日 1 剂，水煎，分 2 次温服。

按：患者因前列腺炎住院，经抗生素治疗而出现纳谷欠馨、大便不畅、欠成形等，故三十七诊转方补气健脾助运为主，药如党参、生白术、云茯苓、陈皮、砂仁、炒苡仁、炒山楂、炒神曲等，兼以补肾平肝，药如楮实子、天麻、怀牛膝、桑寄生、炒怀山药等；三十八诊因查见肝功能异常，故加垂盆草、茵陈、田基黄、车前子等降酶退黄。

胆　囊　癌（案18）

史某，女，71 岁，江苏省南京市家庭妇女。2013 年 4 月 13 日初诊。

患者 2013 年 3 月 18 日因胆囊癌腹腔内广泛转移而行姑息手术，另加周围淋巴结清扫术。刻下自觉腹部作胀，纳谷量少，嗳气，大便欠成形，面色少华，形体消瘦，体乏无力，背部胀痛，

舌质淡红苔薄，脉濡滑

辨证：癌毒蕴结，脾气虚弱，胃气不和。

治法：健脾助运，和胃理气，稍佐抗癌。

处方：炒白术 12g，茯苓 12g，陈皮 12g，砂仁 6g（后下），炒山楂 15g，炒神曲 15g，炙鸡金 10g，香附 10g，八月札 12g，羌活 12g，川芎 10g，14 剂，每日 1 剂，水煎，分 2 次温服。

按：本案癌毒侵袭，正气大伤，尤以脾胃损伤明显。治疗暂不以培益或抗癌消肿为主法，一则虚不受补，反有碍胃之虑；二则癌毒弥漫，恐施抗癌解毒之法也已无济于事。故暂从运脾和中、开胃助纳入手，冀后天运化复常，气血生化有源，能源源充养正气，延续生命，抵制癌毒，并为后期治疗奠定基础。初诊方用炒白术、茯苓、陈皮、砂仁、炒山楂、炒神曲、炙鸡金等，健脾助运、理气开胃；香附、川芎、八月札，疏肝，以畅气机，且八月札能抗癌消肿；羌活、川芎，祛邪活血通络，兼治背部胀痛。

2013 年 4 月 27 日二诊。

代诉：患者症情平稳，一切尚可。

处方：初诊方继服，14 剂，每日 1 剂，水煎，分 2 次温服。

2013 年 5 月 11 日三诊。

代诉：患者原有症状基本告止，要求按初诊方继续治疗。

处方：初诊方继服，14 剂，每日 1 剂，水煎，分 2 次温服。

2013 年 5 月 25 日四诊。

代诉：患者一切尚可，要求取初诊方。

处方：初诊方继服，14 剂，每日 1 剂，水煎，分 2 次温服。

2013 年 6 月 8 日五诊。

代诉：患者一切尚可。

处方：初诊方加党参 12g，白花蛇舌草 15g，鸡血藤 12g，21 剂，每日 1 剂，水煎，分 2 次温服。

2013 年 6 月 29 日六诊。

代诉：患者一切尚可，稍有肩胀。

处方：初诊方加党参 12g，白花蛇舌草 15g，青风藤 12g，21 剂，每日 1 剂，水煎，分 2 次温服。

2013 年 7 月 20 日七诊。

代诉：患者一切尚可，自觉无明显不适。

处方：六诊方继服，14 剂，每日 1 剂，水煎，分 2 次温服。

2013 年 8 月 3 日八诊。

代诉：患者近日曾有眩晕、烦躁，但查无特殊，舌质稍暗苔薄，脉细弦。

处方：六诊方加天麻 12g，楮实子 12g，14 剂，每日 1 剂，水煎，分 2 次温服。

2013 年 8 月 17 日九诊。

代诉：患者稍有背胀，体重下降，纳谷尚可。

处方：初诊方加土鳖虫 6g，炙鳖甲 15g（先煎），天麻 12g，14 剂，每日 1 剂，水煎，分 2 次温服。

2013 年 8 月 31 日十诊。

代诉：患者剑下疼痛，牵及背胁，体乏无力，或有腹泻，舌质暗苔薄，脉弦。

处方：初诊方加九香虫 6g，炙黄芪 15g，14 剂，每日 1 剂，水煎，分 2 次温服。

2013 年 9 月 28 日十一诊。

代诉：患者右胁疼痛，牵及后背，便干难解。

处方：初诊方加郁李仁 12g，制乳香 6g，九香虫 6g，炒枳实 10g，蜣螂虫 1 只，14 剂，每日 1 剂，水煎，分 2 次温服。

2013 年 10 月 12 日十二诊。

代诉：患者右胁仍感剧疼，服西药止痛片方缓，纳谷量少。

处方：初诊方加九香虫 9g，制丹参 15g，蜣螂虫 1 只，延胡索 12g，14 剂，每日 1 剂，水煎，分 2 次温服。

2013 年 10 月 26 日十三诊。

代诉：患者右胁疼痛缓减，时有泛恶，纳少，未见黄染。

处方：初诊方加延胡索 12g，九香虫 8g，独角蜣螂虫 2 只，海金沙 12g（包煎），14 剂，每日 1 剂，水煎，分 2 次温服。

按：本案既是从脾胃入手辨治晚期病机纷杂之癌肿、又是治疗癌性疼痛的实例。治疗主旨不求康复，但求尽可能减少患者痛苦，并延续生命。自十一诊起，癌瘤阻滞胁肋部气机，疼痛渐显，故主方中参入九香虫、制乳香、制丹参、蜣螂虫、延胡索等，大剂活血定痛。

回盲肠癌（案19）

黄某，女，61岁，江苏省南京市郊区农妇。2013年6月29日初诊。

患者回盲部腺癌，于2012年10月23日手术，病理查示肠周淋巴结见癌转移（2/8），化疗3次后，又见颈部淋巴结转移，继续化疗2次，因血小板、白细胞偏低而中止。患者刻下左颈根部肿胀，可触及较大硬肿结节，体乏无力，纳谷尚可，舌质淡红，舌边齿痕，苔薄，脉弱。

辨证：癌毒走注，搏结痰瘀，正气亏虚。

治法：抗癌解毒，软坚消肿，扶助正气。

处方：生黄芪25g，太子参12g，白花蛇舌草15g，炙僵蚕10g，海藻15g，炒白芥子8g，土鳖虫6g，浙贝粉6g（冲服），莪术10g，红豆杉15g，天冬10g，露蜂房10g，白毛夏枯草15g，左牡蛎15g（先煎），石上柏15g，八月札12g，14剂，每日1剂，水煎，分2次温服。

按：本案癌毒蕴结肠腑，侵袭与走注他处，故见左颈根部肿胀，触及硬肿结节；复加化疗数次，正气已伤，故血小板与白细胞偏低，体乏无力；因扰乱局部胃肠气机不明显，故纳谷尚可，未见便秘与腹泻等。刻诊时左颈根部癌肿明显，故治疗选药以软坚消肿而兼抗癌解毒为主，药如白毛夏枯草、土鳖虫、浙贝粉、莪术、炒白芥子、八月札、炙僵蚕、海藻、左牡蛎、红豆杉、天冬、露蜂房、石上柏、白花蛇舌草等，并加生黄芪、太子参补气扶正以抗癌邪。

2013年7月13日二诊。

患者药后左颈部肿块明显缩减，自觉手心有灼热感，舌质淡苔薄,脉弱。

处方:初诊方加生地黄 12g,牡丹皮 10g,14 剂,每日 1 剂,水煎,分 2 次温服。

2013 年 7 月 27 日三诊。

患者近食"野老鳖"后,颈部肿胀明显复起,手指骨节仍感疼痛,舌质淡暗苔薄,脉濡。

处方:初诊方加漏芦 12g,牡丹皮 10g,21 剂,每日 1 剂,水煎,分 2 次温服。

2013 年 8 月 17 日四诊。

患者左颈部淋巴结肿胀仍显,但体力大增,纳谷尚可,手指疼痛,舌质淡红,边见齿痕,苔薄微黄,脉细。

处方:初诊方加制南星 10g,21 剂,每日 1 剂,水煎,分 2 次温服。

2013 年 9 月 7 日五诊。

患者体力好转,手痛亦缓,但左颈部肿胀仍觉明显,舌质淡红,边见齿痕,苔薄,脉细。

处方:初诊方炒白芥子改为 10g;加制南星 10g,玄参 10g,炙鳖甲 15g(先煎)。21 剂,每日 1 剂,水煎,分 2 次温服。

2013 年 9 月 28 日六诊。

患者症情平稳,骨节疼痛已缓,左颈部肿块仍明显,舌质淡红苔薄,脉细弦。

处方:五诊方继服,21 剂,每日 1 剂,水煎,分 2 次温服。

2013 年 10 月 19 日七诊。

患者自觉肩胀，双颈胸部位肿胀，左侧为显，体力有增，纳谷亦佳，舌质淡红苔薄，脉濡。

处方：五诊方继服，21 剂，每日 1 剂，水煎，分 2 次温服。

2013 年 11 月 9 日八诊。

患者体乏无力，面部虚浮，颈部肿块仍明显，舌淡，边见齿痕，苔薄，脉濡。

处方：初诊方加炙鳖甲 15g（先煎），炒当归 10g，鸡血藤 12g，天仙藤 12g，路路通 10g，21 剂，每日 1 剂，水煎，分 2 次温服。

2013 年 11 月 30 日九诊。

患者左锁骨近颈旁肿胀，触之质硬，表面尚光滑，面色少华，体乏无力，心悸不宁，耳鸣如雷，舌质淡，边见齿痕，苔薄，脉濡。

处方：初诊方加炙鳖甲 15g（先煎），炒当归 10g，鸡血藤 12g，制南星 8g，炒白术 12g，陈皮 12g，21 剂，每日 1 剂，水煎，分 2 次温服。

2013 年 12 月 21 日十诊。

患者体力增加，纳谷尚可，心悸缓解，耳鸣亦止，左锁骨近颈部肿胀终见明显消减，舌质淡，边见齿痕，苔少，脉细。

处方：九诊方继服，14 剂，每日 1 剂，水煎，分 2 次温服。

按：二诊时左颈部肿块明显缩减，但自觉手心有灼热感，故于初诊方中加入生地黄、牡丹皮清泄内热；三诊时颈部肿胀复作，故疗程中曾多次伍入漏芦、制南星、玄参、炙鳖甲等，加强消肿抗癌，直至十诊时，终见左锁骨近颈处肿胀明显消减；八诊时面部虚浮明显，故初诊方再入鸡血藤、天仙藤、路路通等，疏通络脉气血，促使肌表水湿能迅速回复经络之中，浮肿得以消解。

结 肠 癌（案20）

田某，男，68岁，江苏省南京市退休会计。2013年1月26日初诊。

患者近日行结肠癌根治术，术中见局部淋巴结转移（1/6），大便3日未行，质不干，纳谷及体力尚可，舌质稍暗苔薄，脉弱。

辨证：癌毒蕴肠，侵袭走注，肠腑传导不利。

治法：暂以升清降浊、益气润肠通腑为主。

处方：生黄芪15g，生白术15g，炒枳实10g，郁李仁12g，桔梗6g，升麻6g，泽泻20g，火麻仁12g，7剂，每日1剂，水煎，分2次温服。

按：本案癌毒蕴肠，且已侵袭走注，但症状不多，仅以肠腑传导不利之便秘为主。治疗可先以通腑导便为主，待症情缓解后，即转抗癌主题。故初诊方用生黄芪、生白术，益气以助下行之力；炒枳实行气以通腑；因肺与大肠相表里，桔梗宣肺以降肠腑气机；升麻、泽泻，升清以降浊；火麻仁、郁李仁，润燥滑肠以通便。

2013年8月24日二诊。

患者术后化疗6次，期间停服中药。刻下大便秘结，质干难解，如粟粒状，纳谷体力尚可，未见明显消瘦，四肢麻，舌质淡苔厚，脉细弦。

处方：初诊方加石上柏 15g，石打穿 15g，山慈菇 15g，八月札 15g，漏芦 12g，14 剂，每日 1 剂，水煎，分 2 次温服。

按：患者因化疗而较长时期停服中药。二诊时症情与初诊大致相仿，仍以大便秘结为主诉，故治用初诊方，并加入多味抗癌解毒消结之品。

2013 年 9 月 7 日三诊。

患者服药后大便日行 1 次，呈粟状，费力欠畅，舌质暗红苔少，脉细弦。

处方：初诊方加生地黄 12g，玄参 12g，生首乌 15g，石上柏 15g，山慈菇 15g，八月札 15g，14 剂，每日 1 剂，水煎，分 2 次温服。

2013 年 9 月 21 日四诊。

患者大便日行 1~3 次，质干如粒，肛胀，手足麻，体力、纳谷均可，余无特殊，质稍暗苔薄，脉细弦。

处方：初诊方加生地黄 12g，玄参 12g，生首乌 15g，石上柏 15g，八月札 15g，炙水蛭 4g，煨木香 10g，14 剂，每日 1 剂，水煎，分 2 次温服。

2013 年 10 月 5 日五诊。

患者大便较前畅快，时有肛胀欲便，手足麻，夜尿频数，欠畅，舌质淡暗苔薄，脉细弦。

处方：初诊方加生地黄 12g，玄参 12g，生首乌 15g，石上柏 15g，八月札 15g，炙水蛭 4g，煨木香 10g，14 剂，每日 1 剂，水煎，分 2 次温服。

2013 年 10 月 19 日六诊。

患者指尖及足底麻，大便质干如粒，排解艰涩，舌质淡暗苔薄，脉濡。

处方：初诊方加生地黄 12g，生首乌 15g，杏仁 10g，川厚朴 6g，鸡血藤 12g，石上柏 15g，八月札 15g，山慈菇 15g，14 剂，每日 1 剂，水煎，分 2 次温服。

2013 年 11 月 2 日七诊。

患者大便干结，3~4 日一行，手足麻木，食后脘胀，舌质淡暗苔薄，脉濡细。

处方：初诊方加芒硝 4g（分冲），肉苁蓉 10g，生首乌 15g，陈皮 12g，14 剂，每日 1 剂，水煎，分 2 次温服。

2013 年 11 月 16 日八诊。

患者大便干结不畅，手足麻，舌质淡暗苔薄，脉沉。

处方：生黄芪 20g，生白术 15g，肉苁蓉 12g，生首乌 15g，炒枳实 10g，升麻 6g，杏仁 10g，泽泻 15g，石上柏 15g，八月札 12g，山慈菇 12g，白花蛇舌草 15g，石打穿 15g，郁李仁 12g，鸡血藤 12g，14 剂，每日 1 剂，水煎，分 2 次温服。

2013 年 11 月 30 日九诊。

患者大便每日一行，质不干，肢体及足趾时有麻木感，舌质淡红苔薄，脉细弦。

处方：八诊方加炙水蛭 4g，21 剂，每日 1 剂，水煎，分 2 次温服。

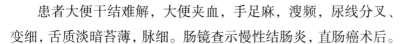

2013 年 12 月 21 日十诊。

患者大便干结难解，大便夹血，手足麻，溲频，尿线分叉、变细，舌质淡暗苔薄，脉细。肠镜查示慢性结肠炎，直肠癌术后。

处方：八诊方加芒硝 4g（分冲），乌药 6g，炙鳖甲 15g（先煎），14 剂，每日 1 剂，水煎，分 2 次温服。

2014 年 1 月 4 日十一诊。

患者药后症情曾一度缓解，但近日又现肛胀欲便、质干如粟、难以排出，手足麻木，小溲不畅，舌质淡暗苔薄，脉细。

处方：八诊方加芒硝 5g（分冲），乌药 6g，炙鳖甲 15g（先煎），炙水蛭 5g，川厚朴 6g，21 剂，每日 1 剂，水煎，分 2 次温服。

按：本案病机主要有两端，一则癌毒蕴肠、侵袭走注，二则肠腑传导不利。因正虚表现相对不显，故治疗始终围绕抗癌与通便两方面进行。本以为经治后肠腑能速通，其后便能全力抗癌，但未能如愿，疗程中始终有便秘不通之症羁绊，分去相当药力，影响了抗癌效力。

结 肠 癌（案21）

陈某，男，34 岁，江苏省南京市某公司工程技术人员。2013 年 1 月 26 日初诊。

患者结肠癌术后 8 月，已化疗 6 次，当时手术病理查示局部淋巴结转移（5/15）。刻感尚可，惟下肢乏力，纳谷一般，舌质淡红苔薄，脉濡。

辨证：癌毒蕴肠，耗伤气阴。

治法：抗癌解毒，益气养阴。

处方：生黄芪 20g，天花粉 15g，八月札 15g，石打穿 12g，海藻 15g，石上柏 15g，山慈菇 12g，白花蛇舌草 15g，炙僵蚕 10g，莪术 10g，菝葜 15g，生苡仁 15g，天冬 10g，青皮 10g，陈皮 10g，砂仁 6g（后下），28 剂，每日 1 剂，水煎，分 2 次温服。

按：本案系结肠癌术后，并见局部淋巴结转移，癌毒留滞无疑。患者已化疗 6 次，觉下肢乏力，正气已伤。治疗以抗癌解毒、散结消肿为主，兼以益气养阴扶正。初诊方用八月札、石打穿、海藻、石上柏、山慈菇、白花蛇舌草、炙僵蚕、莪术、菝葜、生苡仁、青皮等，大剂抗癌散结；生黄芪、天花粉、天冬、益气养阴、扶正达邪；陈皮、砂仁，理气和中，坚守中焦，固护后天。

2013 年 3 月 2 日二诊。

患者双侧少腹时有轻痛，余无特殊，血糖升高，舌质淡红苔薄，脉濡。

处方：初诊方去陈皮；加生石膏 15g（先煎），知母 10g，乌药 6g，苍术 12g。14 剂，每日 1 剂，水煎，分 2 次温服。

2013 年 3 月 16 日三诊。

患者双侧少腹时有轻痛，舌质淡红苔薄，脉濡。查空腹血糖 7.5mmol/L。

处方：初诊方加苍术 12g，红豆杉 15g，生石膏 15g（先煎），知母 10g，14 剂，每日 1 剂，水煎，分 2 次温服。

2013 年 3 月 30 日四诊。

患者下肢乏力，余无特殊，舌质稍暗苔薄，脉弦。

处方：初诊方加苍术 10g，红豆杉 15g，生石膏 15g（先煎），知母 10g，怀牛膝 15g，14 剂，每日 1 剂，水煎，分 2 次温服。

2013 年 4 月 13 日五诊。

患者近日查 CEA 5.04μg/L，CA72-4 6.93μg/L，较前已有明显下降。舌质稍红苔薄，脉细弦。

处方：四诊方继服，14 剂，每日 1 剂，水煎，分 2 次温服。

2013 年 4 月 27 日六诊。

患者诉一切可，自觉无明显不适，舌质稍红苔薄，脉细弦。

处方：四诊方继服，28 剂，每日 1 剂，水煎，分 2 次温服。

2013 年 6 月 1 日七诊。

患者诉一切可，血糖仍偏高、波动，舌质稍暗苔薄，脉细弦。

处方：初诊方去砂仁、陈皮；加生石膏 15g（先煎），知母 10g，苍术 12g，牡丹皮 10g。14 剂，每日 1 剂，水煎，分 2 次温服。

2013 年 6 月 15 日八诊。

患者大便欠畅，左侧腹不适，舌质稍暗苔薄，脉细弦。

处方：七诊方继服，14 剂，每日 1 剂，水煎，分 2 次温服。

2013 年 7 月 13 日九诊。

患者停药半月，自觉下肢胀，舌质稍暗苔薄，脉细弦。今晨空腹血糖 9.5mmol/L，

处方：初诊方去砂仁、陈皮；加生石膏 15g（先煎），知母 10g，苍术 10g，牡丹皮 10g。14 剂，每日 1 剂，水煎，分 2 次温服。

2013 年 8 月 24 日十诊。

患者症情平稳，时有少腹隐痛，舌质淡，边尖齿痕，苔薄，脉弦滑。

处方：初诊方去砂仁、陈皮；加红藤 12g，生石膏 15g（先煎），知母 10g，苍术 12g。14 剂，每日 1 剂，水煎，分 2 次温服。

2013 年 9 月 7 日十一诊。

患者自觉症情平稳，体力、纳谷尚可，消瘦不显，舌质淡红苔薄，脉细弦。

处方：初诊方去砂仁、陈皮；加生石膏 15g（先煎），知母 10g，苍术 12g，香附 10g。21 剂，每日 1 剂，水煎，分 2 次温服。

2013 年 10 月 19 日十二诊。

患者少腹两侧不适，舌质稍红苔薄，脉细弦。

处方：初诊方去砂仁、陈皮；加生石膏 15g（先煎），苍术 10g，地骨皮 30g。14 剂，每日 1 剂，水煎，分 2 次温服。

2013 年 11 月 2 日十三诊。

患者家属代诉症情平稳，查空腹血糖已在正常范围，要求按十二诊方治疗。

处方：十二诊方继服，14 剂，每日 1 剂，水煎，分 2 次温服。

2013 年 11 月 30 日十四诊。

患者近况尚平，自觉无明显不适，舌质稍暗，边尖齿痕，苔薄，脉弦滑。

处方：十二诊方继服，21 剂，每日 1 剂，水煎，分 2 次温服。

按：本案诊治过程中病情变化不大，惟空腹血糖时而偏高，故从肺胃燥热立论，主方中酌入生石膏、知母、地骨皮等，而苍术燥湿，据现代药效研究表明苍术亦有较好的降血糖功效，故一并伍入。

直 肠 癌（案22）

王某，男，57 岁，江苏省洪泽县退休工人。2012 年 10 月 11 日初诊。

患者因直肠距肛缘 10cm 处见管状、乳头状腺癌行肛门直肠手术，术后病理查局部淋巴结未见明显转移。患者刻下时有便意，大便难解，质软，欠成形，口中无味，体乏无力，双腿疲软，溲道疼痛，舌质淡苔薄，脉濡滑。

辨证：癌毒伤正，腑气不利，膀胱气化不利。

治法：扶正抗癌，升清泄浊，助膀气化。

处方：生黄芪 15g，天花粉 15g，石上柏 15g，白花蛇舌草 15g，八月札 12g，石打穿 15g，莪术 10g，天冬 10g，炒枳实 10g，郁李仁 12g，山慈菇 12g，炙鳖甲 15g（先煎），生白术 15g，桔梗 6g，升麻 6g，泽泻 20g，车前子 12g（包煎），陈皮 12g，砂仁 6g（后下），7 剂，每日 1 剂，水煎，分 2 次温服。

按：本案癌毒蕴结肠腑，伤及气阴，但以脏腑功能失调表现为主。气机升降不利，腑气难降，故见时有便意、大便难解；脾虚气弱，故见口中无味、大便质软欠成形、体乏无力、双腿疲软等；膀胱气化不利，故有溲道疼痛。治疗宜扶正抗癌与升清泄浊通腑、助膀气化并举。初诊方用生黄芪、天花粉、天冬、石上柏、白花蛇舌草、八月札、石打穿、莪术、山慈菇、炙鳖甲等，补气养阴、抗癌解毒；生白术、郁李仁、炒枳实三味，或益气、或润肠、或行气，以通腑畅便；桔梗宣肺以通肠腑气机；升麻、泽泻，升清以降浊；车前子泄热利湿、通利溲道；陈皮、砂仁，理气运脾、和中助纳。

2012 年 10 月 18 日二诊。

患者自觉下腹部较前轻松，口中乏味，小溲欠畅，体力稍差，舌质暗红苔薄，脉弦滑。

处方：初诊方加乌药 6g，14 剂，每日 1 剂，水煎，分 2 次温服。

2012 年 11 月 1 日三诊。

患者目前正行化疗，小腹胀，大便不成形，黏滞不爽，小便欠畅好转，体力较前有增，腿酸，纳谷欠馨，舌质暗红苔薄，脉弦滑。

处方：初诊方加炒苡仁 15g，14 剂，每日 1 剂，水煎，分 2 次温服。

2012 年 11 月 15 日四诊。

患者自觉尚可，体力已复，药后有腹胀，夜寐欠安，早醒，口中乏味，舌质暗苔薄，脉弦滑。患者化疗后出现肝功能异常，ALT 198U/L。

处方：初诊方加垂盆草 30g，夜交藤 30g，煨木香 10g，14 剂，每日 1 剂，水煎，分 2 次温服。

2012 年 11 月 29 日五诊。

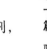

患者近日脘部不适，夜寐欠安，舌质暗红苔薄，脉细弦。查 PLT 85×10^9/L，ALT 60U/L。

处方：初诊方加垂盆草 30g，夜交藤 30g，茜根炭 15g，14 剂，每日 1 剂，水煎，分 2 次温服。

2012 年 12 月 13 日六诊。

患者服药后腹部胀，矢气，傍晚便次较多，舌质暗紫苔薄，脉细弦。

处方：初诊方加垂盆草 30g，煨木香 10g，川厚朴 6g，14 剂，每日 1 剂，水煎，分 2 次温服。

2012 年 12 月 27 日七诊。

患者自觉尚可，气色好转，稍感腰酸，舌质暗红苔薄，脉弦滑。患者 2012 年 12 月 25 日查 ALT 77U/L，γ–GT 88U/L，AST 40U/L。

处方：初诊方加垂盆草 30g，五味子 6g，14 剂，每日 1 剂，水煎，分 2 次温服。

2013 年 1 月 10 日八诊。

患者诉一切尚可，惟手术创口处时有疼痛感，精神体力较前明显好转，时有左侧少腹疼痛，舌质暗红苔薄，脉弦滑。

处方：初诊方加垂盆草 30g，五味子 6g，煨木香 10g，14 剂，每日 1 剂，水煎，分 2 次温服。

2013 年 1 月 24 日九诊。

患者诉一切尚可，创口处轻痛，舌质稍暗红苔薄，脉细弦。

处方：初诊方去桔梗、升麻、泽泻；加垂盆草 30g，五味子

6g，仙鹤草15g。14剂，每日1剂，水煎，分2次温服。

按：此疗程适遇化疗，因血小板降低与肝功能异常，故曾加用茜根炭、仙鹤草等，以升高血小板；用垂盆草、五味子等，护肝，并降低转氨酶。

2013年2月7日十诊。

患者前日外感发热，怕冷，咳嗽，咳痰不多，色清，少汗，纳谷尚可，形体较前明显消瘦，舌质暗红苔薄，脉濡滑。

处方：荆芥12g，防风12g，炙麻黄4g，连翘12g，炒牛蒡子12g，桔梗6g，白前12g，前胡12g，南沙参12g，北沙参12g，葛根15g，金荞麦根15g，鸭跖草15g，蚤休12g，7剂，每日1剂，水煎，分2次温服。

按：此次因患者外感较重，故短时改以解表宣肺、祛邪止咳为主治疗。

2013年2月14日十一诊。

患者外感已除，精神体力尚差，左侧少腹时有疼痛，舌质稍暗红苔薄，脉细弦。

处方：九诊方继服，14剂，每日1剂，水煎，分2次温服。

2013年3月7日十二诊。

患者目前口服化疗药物，大便干结，左侧少腹与创口部位疼痛，精神、体力、纳谷均可，下肢稍觉乏力，舌质暗红苔薄，脉弦滑。

处方：初诊方加垂盆草30g，7剂，每日1剂，水煎，分2次温服。

2013年3月14日十三诊。

患者近日复检，大体情况尚可，未见明显异常，夜寐口苦，大便较前稍感通畅，余无特殊，舌质暗苔薄，脉濡。

处方：初诊方去车前子；加柴胡5g，炒黄芩10g。7剂，每日1剂，水煎，分2次温服。

2013年3月21日十四诊。

患者症情平稳，口苦缓解，舌质暗红苔薄，脉弦滑。

处方：十三诊方继服，14剂，每日1剂，水煎，分2次温服。

2013年4月11日十五诊。

患者诉无明显不适，入夜口干，口苦，舌质暗红苔薄，脉细弦。

处方：初诊方去车前子；加柴胡5g，炒黄芩10g，石斛15g。14剂，每日1剂，水煎，分2次温服。

2013年4月25日十六诊。

患者右少腹不适，压之轻痛，舌质暗红苔薄微黄，脉细弦。

处方：初诊方去车前子；加红藤12g，炒黄芩10g。14剂，每日1剂，水煎，分2次温服。

2013年5月9日十七诊。

患者右侧腹时而胀满不适，时聚时散，舌质暗苔薄，脉弦滑。患者近日查血生化，TBIL 20.3μmol/L，ALT 54U/L。

处方：初诊方去桔梗、升麻、车前子；加大白芍10g。14剂，每日1剂，水煎，分2次温服。

2013 年 5 月 23 日十八诊。

患者双侧少腹轻痛虽减犹存，小腹不适，小溲尚调，大便频数欠畅，尚成形，矢气亦频，臭秽，易汗，舌质暗红苔薄，脉弦滑。

处方：初诊方去桔梗、升麻、车前子；加煨木香 10g，大白芍 10g。14 剂，每日 1 剂，水煎，分 2 次温服。

2013 年 6 月 6 日十九诊。

患者双侧少腹疼痛减轻，稍觉乏力，汗出亦减，小溲尚调，大便频数、欠畅（肛门放置人工管道），余无特殊，舌质暗红苔薄，脉弦。

处方：初诊方去车前子；加怀牛膝 15g，煨木香 10g。14 剂，每日 1 剂，水煎，分 2 次温服。

2013 年 6 月 20 日二十诊。

患者无明显不适，时有耳鸣，稍有头昏，舌质稍暗苔薄，脉细。

处方：初诊方生黄芪改为 20g；去升麻、泽泻、车前子、桔梗；加石菖蒲 12g，煨木香 10g。14 剂，每日 1 剂，水煎，分 2 次温服。

2013 年 7 月 11 日二十一诊。

患者无明显不适，耳鸣、头昏缓解，惟下肢关节稍酸，舌质暗红苔薄，脉弦滑。

处方：初诊方生黄芪改为 20g；去升麻、泽泻、车前子、桔梗；加石菖蒲 12g，煨木香 10g，独活 15g。14 剂，每日 1 剂，水煎，分 2 次温服。

2013 年 7 月 25 日二十二诊。

患者后背时有疼痛,舌质暗红苔薄,脉细弦。近查肝功能正常。

处方:初诊方去升麻、桔梗;加石菖蒲 10g,川芎 10g。7 剂,每日 1 剂,水煎,分 2 次温服。

2013 年 8 月 1 日二十三诊。

患者诉一切尚可,体力稍差,纳谷尚可,右少腹时而轻痛不适,舌质暗苔薄,脉细弦。

处方:初诊方去升麻、桔梗;加红藤 12g,川芎 10g。14 剂,每日 1 剂,水煎,分 2 次温服。

2013 年 8 月 15 日二十四诊。

患者诉一切尚可,体力稍差,右少腹轻痛不适仍存,近日自觉体重下降明显,舌质暗苔薄,脉弦滑。空腹血糖 6.8mmol/L,餐后 2 小时血糖 5.8mmol/L。

处方:初诊方去升麻、桔梗;加红藤 12g,油松节 15g。14 剂,每日 1 剂,水煎,分 2 次温服。

2013 年 8 月 29 日二十五诊。

患者诉一切尚可,右下腹时有不适,轻压痛,唇暗,舌质暗红苔薄,脉细弦缓。

处方:初诊方去升麻、桔梗;加红藤 12g,制大黄 8g。14 剂,每日 1 剂,水煎,分 2 次温服。

2013 年 9 月 10 日二十六诊。

患者昨日外感流涕，低热，右下腹不适已除，时有便意，舌质暗红苔薄，脉细弦。

处方：初诊方去升麻、桔梗；加防风10g，红藤12g，制大黄6g。14剂，每日1剂，水煎，分2次温服。

2013年9月24日二十七诊。

患者近来一切尚可，精神体力亦佳，舌质暗红苔薄，脉弦滑。

处方：初诊方去升麻、桔梗；加红藤12g，制大黄6g。14剂，每日1剂，水煎，分2次温服。

2013年10月8日二十八诊。

患者近况尚平，左下肢时酸，舌质暗红苔薄，脉弦滑。

处方：初诊方去升麻、桔梗；加川牛膝15g，红藤12g。14剂，每日1剂，水煎，分2次温服。

2013年10月22日二十九诊。

患者左下肢酸乏，活动后稍剧，夜尿频数，每夜达3~4次，矢气频作，双手指关节背侧皮损，舌质暗红苔薄，脉弦缓。患者近查CT示盆腔术后改变，与2013年3月6日CT片相比，双肾囊肿、左肺陈旧性结核与前相似。

处方：初诊方去升麻、桔梗；加露蜂房10g，怀牛膝15g，菟丝子12g。14剂，每日1剂，水煎，分2次温服。

按：患者症情平稳，故拟初诊方加减治疗，坚持抗癌扶正。十三诊时因有夜寐口苦，故仿小柴胡汤法，加用柴胡、炒黄芩；二十二诊时曾出现右少腹疼痛不适，故加红藤、制大黄等活血定痛。

直 肠 癌（案23）

姜某，男，37岁，江苏省南京市郊区农民。2009年11月7日初诊。

患者于2009年3月行直肠癌切除术，局部未见转移，目前化疗已结束，自觉无明显不适，下肢乏力，纳食、大便均可，舌质淡红苔薄，脉弦。

辨证：癌毒蕴结肠腑，耗伤气阴。

治法：抗癌解毒，扶正健脾。

处方：炙黄芪15g，天花粉12g，山慈菇15g，石上柏15g，生苡仁15g，八月札12g，炙鳖甲15g（先煎），白花蛇舌草15g，怀牛膝15g，石打穿12g，炒白术12g，陈皮10g，砂仁6g（后下），14剂，每日1剂，水煎，分2次温服。

按：本案患者因直肠癌而行手术，术后又加化疗，气阴已有耗伤，故治以抗癌解毒、益气养阴、扶正健脾为法。初诊方用炙黄芪、天花粉，益气养阴补正；炒白术、陈皮、生苡仁、砂仁，健脾助运、开胃助纳，以护后天之本；山慈菇、石上柏、八月札、炙鳖甲、白花蛇舌草、石打穿，抗癌解毒、散结消肿，以防癌毒复作；怀牛膝补肝肾、强腰膝，以疗下肢乏力。

2009年11月21日二诊。

患者症情平稳，夜寐欠安，舌质淡红苔薄，脉弦。

处方：初诊方加夜交藤30g，天冬10g，14剂，每日1剂，水煎，分2次温服。

2009年12月5日三诊。

患者诉一切均可，惟夜寐欠安，下肢乏力，手麻，舌质淡红苔薄，脉弦。

处方:初诊方加朱茯神 10g，夜交藤 30g，炙水蛭 4g，14 剂，每日 1 剂，水煎，分 2 次温服。

2009 年 12 月 19 日四诊。

患者大便时而偏稀，下肢乏力，夜寐欠安，舌质淡红苔薄，脉弦。

处方：初诊方加朱茯神 10g，炒枣仁 25g，川黄连 4g，肉桂 1g（后下），炒怀山药 12g，14 剂，每日 1 剂，水煎，分 2 次温服。

2010 年 1 月 2 日五诊。

患者夜寐已安，大便成形，舌质淡红苔薄，脉弦。

处方：初诊方加朱茯神 10g，14 剂，每日 1 剂，水煎，分 2 次温服。

2010 年 1 月 16 日六诊。

患者诉无明显不适，夜寐已安，舌质淡红苔薄，脉弦。

处方：初诊方继服，14 剂，每日 1 剂，水煎，分 2 次温服。

2010 年 1 月 30 日七诊。

患者近日复查 CT 无特殊，舌质暗苔薄，脉细。

处方:初诊方八月札改为 12g;加天冬 10g。28 剂，每日 1 剂，水煎，分 2 次温服。

2010 年 2 月 27 日八诊。

患者诉一切可，精神、体力、纳谷等均可，舌质淡红苔薄，脉弦。

处方：初诊方加天冬 12g，炙僵蚕 10g，14 剂，每日 1 剂，水煎，分 2 次温服。

2010 年 3 月 13 日九诊。

患者无明显不适，惟夜寐欠安，舌质淡红苔薄，脉弦。

处方：初诊方加天冬 10g，朱茯神 10g，炒枣仁 25g，14 剂，每日 1 剂，水煎，分 2 次温服。

2010 年 3 月 27 日十诊。

患者一切可，舌质淡红苔薄，脉弦。血压 130/80mmHg。

处方：初诊方加天冬 10g，肿节风 10g，14 剂，每日 1 剂，水煎，分 2 次温服。

2010 年 4 月 10 日十一诊。

患者自觉无明显不适，精神、体力、纳谷亦可，惟时而寐差，舌质淡红苔薄，脉细弦。

处方：初诊方加天冬 10g，肿节风 10g，炒枣仁 25g，14 剂，每日 1 剂，水煎，分 2 次温服。

2010 年 4 月 24 日十二诊。

患者一切可，气色好转，纳谷正常，舌旁破溃疼痛，舌质淡红苔薄，脉细弦。

处方：初诊方加肿节风 10g，红豆杉 12g，天冬 10g，川黄连 4g，14 剂，每日 1 剂，水煎，分 2 次温服。

2010 年 5 月 8 日十三诊。

患者一切均可，舌质淡红苔薄，脉细弦。

处方：初诊方加红豆杉 10g，肿节风 10g，天冬 10g，14 剂，每日 1 剂，水煎，分 2 次温服。

2010 年 5 月 22 日十四诊。

患者一切可，舌质稍暗，边尖齿痕，苔薄，脉弦滑。

处方：初诊方加红豆杉 12g，莪术 10g，14 剂，每日 1 剂，水煎，分 2 次温服。

2010 年 6 月 5 日十五诊。

患者一切可，体重增加，舌质淡红苔薄，脉细弦。

处方：十四诊方继服，14 剂，每日 1 剂，水煎，分 2 次温服。

2010 年 6 月 19 日十六诊。

患者一切可，舌质暗苔薄，脉弦滑。

处方：初诊方加红豆杉 12g，莪术 10g，14 剂，每日 1 剂，水煎，分 2 次温服。

2010 年 7 月 3 日十七诊。

患者无明显不适，舌质暗苔薄，脉弦滑。

处方：初诊方加红豆杉 12g，天冬 10g，14 剂，每日 1 剂，水煎，分 2 次温服。

2010 年 7 月 17 日十八诊。

患者一切均可，舌质稍暗苔薄，脉弦滑。

处方：初诊方加天冬 10g，莪术 10g，菊花 10g，14 剂，每日 1 剂，水煎，分 2 次温服。

2010 年 7 月 31 日十九诊。

患者近日复查无特殊，自觉尚可，舌质淡红苔薄，脉细弦。

处方：初诊方加天冬 10g，莪术 10g，14 剂，每日 1 剂，水煎，分 2 次温服。

2010 年 8 月 14 日二十诊。

患者气色较好，体力亦佳，纳谷一般，舌质淡红苔薄，脉细弦。

处方：初诊方去怀牛膝；加炙僵蚕 10g，莪术 10g。14 剂，每日 1 剂，水煎，分 2 次温服。

2012 年 1 月 21 日二十一诊。

患者直肠癌术后近 3 年，当时局部未见转移，中药长期调治以来病情平稳，刻感无特殊不适，舌质暗红，边尖齿痕，苔薄，中部浅裂，脉细弦。

处方：炙黄芪 15g，天花粉 15g，山慈菇 12g，石上柏 12g，生苡仁 12g，八月札 12g，炙鳖甲 15g（先煎），炒白术 12g，白花蛇舌草 15g，石打穿 15g，炙僵蚕 10g，莪术 10g，红豆杉 15g，炒怀山药 15g，干姜 6g，21 剂，每日 1 剂，水煎，分 2 次温服。

按：患者症情平稳，故守方治疗。但有时也需加重抗癌解毒之药力，药如红豆杉、莪术、炙僵蚕等。

2012 年 2 月 18 日二十二诊。

患者诉纳谷、体力尚可，惟夜寐稍差，舌质稍暗苔薄，脉细弦。

处方：二十一诊方加夜交藤 30g，28 剂，每日 1 剂，水煎，分 2 次温服。

2012 年 3 月 31 日二十三诊。

患者一切可，自觉无特殊不适，舌质稍暗苔薄，脉弦滑。

处方：二十一诊方加朱茯神 12g，夜交藤 30g，28 剂，每日 1 剂，水煎，分 2 次温服。

2012 年 4 月 29 日二十四诊。

患者近日腹鸣 2 天，刻下已缓，右少腹抽掣疼痛，舌质稍暗苔薄，脉弦滑。

处方：二十一诊方加陈皮 12g，21 剂，每日 1 剂，水煎，分 2 次温服。

2012 年 5 月 26 日二十五诊。

患者诉一切可，舌质淡红苔薄，脉细弦。

处方：二十一诊方加陈皮 12g，28 剂，每日 1 剂，水煎，分 2 次温服。

2012 年 6 月 23 日二十六诊。

患者发热 1 周，头痛，汗少，机体酸胀，轻咳，舌边尖有齿痕，苔薄，脉细。

处方：荆芥 10g，防风 10g，藿香 10g，佩兰 10g，葛根 15g，连翘 12g，蚤休 12g，陈皮 12g，蒲公英 15g，7 剂，每日 1 剂，水煎，分 2 次温服。

按：患者近日外感发热，症状较重，故急则治标，短时转方解表祛邪。

2012 年 6 月 30 日二十七诊。

患者外感告止，诉一切可，舌质淡红苔薄，脉细弦。

处方：二十一诊方加朱茯神 12g，28 剂，每日 1 剂，水煎，分 2 次温服。

2012 年 7 月 28 日二十八诊。

患者诉一切可，自觉无明显不适，舌质稍暗，边尖齿痕，苔薄，脉弦滑。

处方：二十一诊方加陈皮 12g，赤石脂 12g，28 剂，每日 1 剂，水煎，分 2 次温服。

2012 年 9 月 15 日二十九诊。

患者诉一切尚可，惟时有腰痛，舌质淡红苔薄，脉细弦。

处方：二十一诊方加桑寄生 15g，川断 12g，杜仲 12g，28 剂，每日 1 剂，水煎，分 2 次温服。

2012 年 10 月 20 日三十诊。

患者周身作胀，余无特殊，舌质淡红苔薄，脉细弦。

处方：二十一诊方加川芎 10g，桑寄生 15g，川断 12g，28 剂，每日 1 剂，水煎，分 2 次温服。

2012 年 11 月 24 日三十一诊。

患者诉一切可，自觉无明显不适，舌质淡红苔薄，脉弦滑。

处方：二十一诊方加砂仁 6g（后下），川芎 10g，28 剂，每日 1 剂，水煎，分 2 次温服。

2013 年 1 月 5 日三十二诊。

患者近日复检一切可，无明显异常发现，舌质淡红苔薄，脉弦滑。

处方：三十一诊方继服，28 剂，每日 1 剂，水煎，分 2 次温服。

2013 年 3 月 23 日三十三诊。

患者一切可，惟大便欠成形，易腹泻，舌质淡红，边尖齿痕，舌苔薄，脉濡细。

处方：二十一诊方干姜改为 8g；加乌梅 10g，赤石脂 12g。14 剂，每日 1 剂，水煎，分 2 次温服。

2013 年 4 月 27 日三十四诊。

患者一切可，惟大便时有稀溏，舌质淡红苔薄，脉细弦。

处方：二十一诊方去生苡仁；加炒苡仁 15g，乌梅 10g，赤石脂 12g。14 剂，每日 1 剂，水煎，分 2 次温服。

2013 年 6 月 1 日三十五诊。

患者一切尚可，大便时稀，舌质稍暗苔薄，脉细。

处方：二十一诊方去生苡仁；加炒苡仁 15g，乌梅 10g，赤石脂 12g。14 剂，每日 1 剂，水煎，分 2 次温服。

2013 年 6 月 29 日三十六诊。

患者一切可，自觉无明显不适，惟大便偶欠成形，舌质淡红苔薄，脉细。

处方：三十五诊方继服，28剂，每日1剂，水煎，分2次温服。

按：患者素患腰痛，故本疗程组方中曾合入桑寄生、川断、杜仲，以补益肝肾、强壮腰膝；因时有稀便，故择加陈皮、炒苡仁、乌梅、赤石脂等，健脾收涩止泻。

直 肠 癌（案24）

夏某，女，78岁，江苏省南京市郊区家庭妇女。2012年9月29日初诊。

患者近日体检发现直肠腺瘤，病理诊断为腺癌，Ⅱ级，癌瘤范围约15cm×13cm。患者肛胀便血，纳谷尚可，体力一般，舌质暗苔薄，脉细弦。

辨证：癌毒痰瘀，蕴结肠腑。

治法：抗癌解毒，化痰祛瘀，软坚散结。

处方：炙黄芪20g，天花粉15g，八月札15g，石打穿15g，海藻15g，石上柏15g，莪术10g，生苡仁15g，青皮12g，白花蛇舌草15g，生槐花12g，漏芦12g，山慈菇15g，炒白术12g，陈皮12g，14剂，每日1剂，水煎，分2次温服。

按：本案为直肠腺瘤，且癌瘤范围较大，系癌毒搏结痰瘀，蕴结肠腑无疑。癌毒伤络，阻滞肠腑气机，故见便血与肛胀；患者体质尚健，故正虚症状不显。治疗仍以抗癌解毒、化痰祛瘀、软坚散结为主，佐以扶正运脾，延续生命。初诊方集大量抗癌散结之品，药如天花粉、八月札、石打穿、海藻、石上柏、莪术、生苡仁、青皮、白花蛇舌草、漏芦、山慈菇等；炙黄芪、炒白术、陈皮，补气健脾；生槐花清肠止血，以疗便血。

2012 年 10 月 13 日二诊。

患者仍有便血，但肛胀已除，纳谷尚佳，舌质暗苔薄，脉细弦。

处方：初诊方加侧柏炭 12g，炮姜 8g，茜根炭 12g，14 剂，每日 1 剂，水煎，分 2 次温服。

2012 年 10 月 27 日三诊。

患者便血有减，右上肢疼痛，舌质稍暗苔薄，脉细弦。

处方：初诊方加炮姜 8g，侧柏炭 12g，14 剂，每日 1 剂，水煎，分 2 次温服。

2012 年 11 月 10 日四诊。

患者诉诸症明显好转，仅少量便血，体力纳谷均可，右肩疼痛，舌质暗苔薄，脉弦。

处方：初诊方加炮姜 8g，侧柏炭 15g，羌活 12g，姜黄 10g，14 剂，每日 1 剂，水煎，分 2 次温服。

2012 年 11 月 24 日五诊。

患者近日便血偶作，余无特殊，舌质稍暗苔薄微黄，脉弦。

处方：初诊方加炮姜 8g，侧柏炭 15g，21 剂，每日 1 剂，水煎，分 2 次温服。

2012 年 12 月 15 日六诊。

患者出血已少，时而便干难解，舌质稍暗苔薄微黄，脉弦。

处方：初诊方加炮姜 8g，侧柏炭 15g，决明子 12g，炒枳实 12g，21 剂，每日 1 剂，水煎，分 2 次温服。

2013 年 1 月 5 日七诊。

患者诉大便已调，少量便血，舌质稍暗苔薄微黄，脉弦。

处方：六诊方继服，21 剂，每日 1 剂，水煎，分 2 次温服。

2013 年 1 月 26 日八诊。

患者大便夹少量鲜血，舌质稍暗苔薄，脉细。

处方：初诊方加侧柏炭 15g，决明子 12g，炒枳实 10g，地榆 12g，28 剂，每日 1 剂，水煎，分 2 次温服。

2013 年 2 月 23 日九诊。

患者大便尚调，出血减少，舌质稍暗苔薄，脉细。

处方：八诊方继服，14 剂，每日 1 剂，水煎，分 2 次温服。

2013 年 3 月 9 日十诊。

患者诉一切可，出血已止，舌质稍暗苔薄，脉细。

处方：八诊方继服，21 剂，每日 1 剂，水煎，分 2 次温服。

2013 年 4 月 6 日十一诊。

患者近日偶见少量便血，舌质稍暗苔薄，脉细弦。

处方：八诊方继服，21 剂，每日 1 剂，水煎，分 2 次温服。

2013 年 4 月 27 日十二诊。

患者曾出血 2 次，量多，舌质稍红苔薄微黄，脉细弦。

处方：初诊方加地榆 12g，侧柏炭 15g，决明子 12g，炮姜 6g，21 剂，每日 1 剂，水煎，分 2 次温服。

2013 年 5 月 18 日十三诊。

患者仅有少量出血，时有疼痛，纳可，体力尚佳，舌质稍暗苔薄微黄，脉细弦。

　　处方：十二诊继服，21 剂，每日 1 剂，水煎，分 2 次温服。

2013 年 6 月 8 日十四诊。

　　患者服药后症状好转，大便少量出血，排便量少，便成形，2~3 天一行，无疼痛，纳谷尚可，夜寐亦安，舌质暗苔黄腻，脉细弦。

　　处方：初诊方加侧柏炭 12g，决明子 12g，炮姜 6g，21 剂，每日 1 剂，水煎，分 2 次温服。

2013 年 6 月 29 日十五诊。

　　患者稍有便血，纳可，舌质暗苔薄微黄，脉细。

　　处方：初诊方加仙鹤草 15g，侧柏炭 12g，决明子 12g，炮姜 6g，21 剂，每日 1 剂，水煎，分 2 次温服。

2013 年 7 月 20 日十六诊。

　　患者稍有便血，余无特殊，体力、纳谷尚可，舌质暗苔薄微黄，脉弦滑。

　　处方：初诊方加地榆 12g，侧柏炭 12g，仙鹤草 15g，28 剂，每日 1 剂，水煎，分 2 次温服。

2013 年 8 月 17 日十七诊。

　　患者近况尚平，出血偶作，消瘦不显，舌质暗苔薄微黄，脉细。

　　处方：初诊方加地榆 12g，侧柏炭 12g，仙鹤草 15g，21 剂，每日 1 剂，水煎，分 2 次温服。

2013 年 9 月 7 日十八诊。

患者未见便血，纳可，体力一般，舌质稍暗苔薄微黄，脉细。

处方：十七诊继服。18 剂，每日 1 剂，水煎，分 2 次温服。

2013 年 9 月 28 日十九诊。

患者便血未作，下肢皮肤瘙痒，纳谷、体力均可，舌质稍暗苔薄微黄，脉细。

处方：初诊方加侧柏炭 12g，露蜂房 10g，仙鹤草 15g，21 剂，每日 1 剂，水煎，分 2 次温服。

2013 年 10 月 19 日二十诊。

患者大便成形，1~2 日一行，未见出血，精神体力尚佳，纳谷正常，舌质稍暗苔薄，脉濡。

处方：十九诊方继服，21 剂，每日 1 剂，水煎，分 2 次温服。

按：本案系直肠腺癌晚期，虽瘤体巨大，但正虚尚不显，故以抗癌解毒、软坚消结为主法施治。治疗 1 年余，症情平稳，调整处方仅伍用止血、通便之品，以治疗便血、便干难解等兼症。

直　肠　癌（案25）

汪某，女，51 岁，江苏省南京市机关公务员。2012 年 6 月 16 日初诊。

患者于 2011 年 8 月 5 日行直肠癌根治术，局部未见明显转移，间隙化疗 5 次。患者刻感体乏，足麻，肩背痛，舌质暗苔薄，脉濡。

辨证：癌毒伤正，筋脉失养。

治法：扶正抗癌，舒筋活络。

处方：炙黄芪 20g，炒白术 12g，云茯苓 12g，炒苡仁 15g，炒怀山药 15g，八月札 12g，石打穿 15g，石上柏 12g，白花蛇舌草 15g，莪术 10g，川牛膝 15g，羌活 12g，川芎 10g，陈皮 12g，14 剂，每日 1 剂，水煎，分 2 次温服。

按：本案患者已行直肠癌根治术，间隙化疗 5 次，正气已伤，故见体乏；气血不利，筋脉失养，故见足麻、肩背痛等。治疗以扶正为主，兼以抗癌，佐以舒筋活络，以顾及足麻与肩背痛等兼症。初诊方用炙黄芪、炒白术、云茯苓、炒苡仁、炒怀山药、陈皮，补气运脾，扶助正气，资生化源，抗御癌毒；八月札、石打穿、石上柏、白花蛇舌草、莪术，抗癌解毒、软坚消肿；川牛膝、羌活、川芎，活络以通痹，其中羌活引经肩背，川牛膝引药下行，川芎通利周身气血，共奏活络舒筋之效。

2012 年 7 月 7 日二诊。

患者下肢乏力、麻木，肩背时痛，大便偏干，舌质稍暗苔薄，脉细。

处方：初诊方加山慈菇 12g，14 剂，每日 1 剂，水煎，分 2 次温服。

2012 年 7 月 21 日三诊。

患者口干欲饮,时觉胸闷仄塞,下肢麻木,舌质暗苔薄,脉细。

处方：初诊方加天花粉 12g，薤白 10g，菝葜 12g，炙水蛭 5g，21 剂，每日 1 剂，水煎，分 2 次温服。

2012 年 8 月 11 日四诊。

患者口干，颈项疼痛，稍有胸闷，舌质暗苔薄，脉细。

处方：初诊方加葛根 15g，天花粉 15g，薤白 10g，炙水蛭 5g，21 剂，每日 1 剂，水煎，分 2 次温服。

按：因兼见口干、颈项疼痛、稍有胸闷等，故病机分别为津伤而筋脉失养、胸阳反阻、心脉不畅等，因此加葛根、天花粉养阴生津、舒缓项背以止疼痛，加薤白、炙水蛭宽胸活血通阳。

2012 年 8 月 25 日五诊。

患者双胁不适，畏光视糊，入夜口干，舌质稍暗苔薄，脉濡滑。

处方：初诊方加石斛 15g，决明子 12g，天花粉 15g，延胡索 10g，21 剂，每日 1 剂，水煎，分 2 次温服。

2012 年 9 月 22 日六诊。

患者双胁及剑突下不适，碍于睡眠，入夜口干，舌质稍暗苔薄，脉濡滑。

处方：初诊方加乌梅 10g，生甘草 6g，香附 10g，21 剂，每日 1 剂，水煎，分 2 次温服。

2012 年 10 月 13 日七诊。

患者入夜口干，颈痛，舌质稍暗苔薄，脉濡滑。

处方：初诊方加葛根 15g，乌梅 10g，生甘草 6g，21 剂，每日 1 剂，水煎，分 2 次温服。

按：前方中已多次伍用生津养液之品，但仍觉入夜口干、颈痛等，故加葛根生津舒筋，更加乌梅、生甘草酸甘化阴，冀新法能除口干之顽症。

2012 年 11 月 10 日八诊。

患者侧卧时腹中不适，腰酸，颈项不适，舌质稍暗苔薄，脉细弦。

处方：初诊方加葛根 15g，桑寄生 15g，九香虫 6g，21 剂，每日 1 剂，水煎，分 2 次温服。

2012 年 12 月 1 日九诊。

患者夜寐胸闷，舌质稍暗苔薄，脉细弦。

处方：初诊方加葛根 15g，桑寄生 15g，九香虫 6g，薤白 10g，14 剂，每日 1 剂，水煎，分 2 次温服。

2012 年 12 月 15 日十诊。

患者病情平稳，舌质淡红苔薄，脉濡细。

处方：初诊方加薤白 10g，香附 10g，瓜蒌皮 15g，21 剂，每日 1 剂，水煎，分 2 次温服。

2013 年 1 月 5 日十一诊。

患者入夜时有胸闷，舌质稍暗苔薄，脉濡细。

处方：初诊方加薤白 10g，瓜蒌皮 15g，郁金 10g，21 剂，每日 1 剂，水煎，分 2 次温服。

2013 年 1 月 26 日十二诊。

患者症情平稳，有时仍觉胸闷，舌质稍暗苔薄，脉濡细。

处方：初诊方去川牛膝；加薤白 10g，瓜蒌皮 15g，郁金 10g。28 剂，每日 1 剂，水煎，分 2 次温服。

2013 年 3 月 2 日十三诊。

患者矢气频作、较臭，左肩疼痛，碍于活动，舌质淡红苔薄，脉细弦。

处方：初诊方加川厚朴 6g，生石膏 12g（先煎），制南星 10g，21 剂，每日 1 剂，水煎，分 2 次温服。

2013 年 3 月 30 日十四诊。

患者小溲频数，近查血生化提示胆固醇偏高，左肩疼痛，舌质淡红苔薄，脉细弦。

处方：初诊方加乌药 6g，煨益智仁 12g，车前子 12g（包煎），制乳香 6g，山慈菇 15g，14 剂，每日 1 剂，水煎，分 2 次温服。

2013 年 4 月 21 日十五诊。

患者近日查体无特殊，左肩疼痛，舌质淡红苔薄，脉细弦。

处方：十四诊方继服，14 剂，每日 1 剂，水煎，分 2 次温服。

2013 年 5 月 4 日十六诊。

患者下身不规则出血，查无特殊，左肩疼痛，舌质淡红苔薄，脉细弦。

处方：初诊方加旱莲草 15g，炙女贞 12g，茜根炭 15g，乌药 6g，煨益智仁 15g，21 剂，每日 1 剂，水煎，分 2 次温服。

2013 年 6 月 1 日十七诊。

患者左肩麻木，疼痛，小溲频数，舌质暗红苔薄，脉细弦。

处方：初诊方加制乳香 6g，乌药 6g，车前子 12g（包煎），21 剂，每日 1 剂，水煎，分 2 次温服。

2013 年 6 月 22 日十八诊。

患者药后症情缓解，尿频，余无明显不适，舌质淡红苔薄，脉细弦。

处方：初诊方加乌药 6g，煨益智仁 15g，金樱子 12g，21 剂，每日 1 剂，水煎，分 2 次温服。

2013 年 7 月 13 日十九诊。

患者仍觉尿频，左上肢较痛，舌质稍暗苔薄，脉细。

处方：初诊方加乌药 6g，马鞭草 15g，金樱子 12g，21 剂，每日 1 剂，水煎，分 2 次温服。

2013 年 8 月 3 日二十诊。

患者左侧颈肩疼痛，仍有尿频，舌质稍暗苔薄微黄，脉细滑。

处方：初诊方加葛根 15g，马鞭草 15g，乌药 6g，21 剂，每日 1 剂，水煎，分 2 次温服。

2013 年 8 月 24 日二十一诊。

患者症情平稳，左肩轻痛不适，时有尿频，舌质淡暗苔薄，脉细弦。

处方：初诊方加乌药 6g，菟丝子 12g，14 剂，每日 1 剂，水煎，分 2 次温服。

2013 年 9 月 7 日二十二诊。

患者入夜稍有脘胀，舌质淡暗苔薄，脉细弦。

处方：初诊方加炒山楂 15g，炒神曲 15g，炙鸡金 10g，21 剂，每日 1 剂，水煎，分 2 次温服。

2013 年 9 月 25 日二十三诊。

患者下肢乏力，情绪抑郁不畅，舌质淡红苔薄，脉细弦。近日查膀胱镜，见三角区新生物，病理待查。

处方：初诊方加怀牛膝 15g，乌药 6g，香附 10g，21 剂，每日 1 剂，水煎，分 2 次温服。

2013 年 10 月 15 日二十四诊。

患者近况尚平，偶有胸闷，情绪低落，舌淡红苔薄，脉濡缓。膀胱三角区隆起组织病理检查提示为腺性膀胱炎。

处方：初诊方加香附 10g，乌药 6g，菝葜 12g，土茯苓 15g，21 剂，每日 1 剂，水煎，分 2 次温服。

按：十四诊后，因患者反复出现尿频而多次伍入车前子、马鞭草、煨益智仁、金樱子、菟丝子、乌药等，辨治思路无非清利、培摄、助脾气化，但疗效不显，尿频仍作，故建议进一步检查。膀胱三角区隆起组织病理检查提示为腺性膀胱炎，故加菝葜、土茯苓等软坚解毒清利之品，以达到"消炎、抗增生"之治疗目的。

2013 年 11 月 16 日二十五诊。

患者大便稀而不成形，矢气较多，日行 3~4 次，时时欲便，月经不规律，尿频，舌质稍暗苔薄，脉细弦。

处方：生白术 15g，炒苡仁 15g，木香 10g，乌梅 10g，炒白芍 10g，香附 10g，乌药 6g，益智仁 15g，厚朴 6g，赤石脂 12g，菟丝子 12g，14 剂，每日 1 剂，水煎，分 2 次温服。

2013 年 11 月 30 日二十六诊。

患者尿频，大便欠成形，舌质淡红苔薄，脉濡。

处方：二十五诊方加柴胡 5g，金樱子 12g，21 剂，每日 1 剂，水煎，分 2 次温服。

2013 年 12 月 21 日二十七诊。

患者尿次稍频，偶有轻咳，咳痰量少，时有便意，舌质淡红苔薄，脉濡。

处方：二十五诊方加南沙参 12g，北沙参 12g，蒸百部 15g，金樱子 12g，21 剂，每日 1 剂，水煎，分 2 次温服。

2014 年 1 月 11 日二十八诊。

患者溲频，每 10 分钟 1 次，胸闷，咳嗽，舌质淡红苔薄，脉濡。

处方：二十五诊方加薤白 10g，金樱子 12g，生黄芪 15g，土鳖虫 6g，莪术 10g，14 剂，每日 1 剂，水煎，分 2 次温服。

按：二十五诊至二十七诊，因患者腹泻症状明显，故抗癌解毒暂缓，据症情拟健脾缓肝、培肾固摄、助脬气化之法治之，纯为内科一般疾病辨治；二十八诊时，腹泻已缓，故方中再次伍入生黄芪、土鳖虫、莪术等，重拾扶正抗癌主题。

乳 腺 癌（案26）

夏某，女，50 岁，江苏省南京市郊区农妇。2012 年 6 月 9 日初诊。

患者左乳腺癌术后 1 年余，局部淋巴结转移（2/15），行化疗 6 次，放疗 25 次。患者刻感时有烘热汗出，或怕冷，涕多，体乏，纳可，舌质较暗苔薄，脉濡细。昨日行 CT 检查示右肺大叶可疑小结节灶。

辨证：癌毒蕴结，搏结痰瘀，耗伤气阴。

治法：抗癌解毒，软坚散结，培补气阴。

处方：生黄芪 20g，天花粉 15g，天冬 10g，土鳖虫 6g，山慈菇 12g，白毛夏枯草 12g，海藻 15g，牡蛎 20g（先煎），八月札 12g，石打穿 12g，炙僵蚕 10g，漏芦 12g，莪术 12g，青皮 10g，功劳叶 15g，牡丹皮 10g，防风 10g，14 剂，每日 1 剂，水煎，分 2 次温服。

按：本案癌毒伤正，损伤肺卫，耗伤气阴，阴伤内热，故见烘热汗出、怕冷、涕多、体乏等，治疗以抗癌解毒、软坚散结为主，兼以益气固卫、养阴清热。初诊方用土鳖虫、山慈菇、白毛夏枯草、海藻、八月札、石打穿、炙僵蚕、漏芦、莪术、青皮、牡蛎等，抗癌软坚、解毒散结；生黄芪、天花粉、天冬、防风等，培补气阴、固表御邪；功劳叶、牡丹皮，清泄内热。

2012 年 6 月 23 日二诊。

患者齿龈疼痛，咽痒轻咳，盗汗，舌质稍暗苔薄，脉细弦。

处方：初诊方加生石膏 15g（先煎），红豆杉 15g，挂金灯 6g，14 剂，每日 1 剂，水煎，分 2 次温服。

2012 年 7 月 7 日三诊。

患者诉一切尚可，精神、体力、纳谷均可，汗多，时有腹泻，舌质稍暗苔薄，脉细弦。

处方：初诊方加炙鳖甲 15g（先煎），生石膏 15g（先煎），炒苡仁 15g，红豆杉 15g，挂金灯 6g，14 剂，每日 1 剂，水煎，分2次温服。

2012年7月21日四诊。

患者自觉尚可,腹泻已缓,时有汗多,舌质淡紫苔薄,脉细弦。

处方:三诊方继服,14剂,每日1剂,水煎,分2次温服。

2012年8月11日五诊。

患者龈痛,右侧面颊轻浮,舌质稍暗苔薄,脉细。

处方:初诊方加生石膏15g(先煎),炙鳖甲15g(先煎),14剂,每日1剂,水煎,分2次温服。

2012年9月1日六诊。

患者近查肿瘤免疫指标均在正常范围,舌质暗紫苔薄,脉细。

处方:初诊方加生石膏15g(先煎),白芷10g,炙鳖甲15g(先煎),14剂,每日1剂,水煎,分2次温服。

2012年9月15日七诊。

患者血压偏高、波动,齿龈疼痛缓减,舌质稍暗苔薄,脉滑。

处方:初诊方加生石膏12g(先煎),炙鳖甲15g(先煎),21剂,每日1剂,水煎,分2次温服。

2012年10月6日八诊。

患者口干欲饮,左上肢乏力,左指骨节疼痛,舌质淡红苔薄,脉细弦。

处方:初诊方加羌活15g,油松节15g,生石膏15g(先煎),芦根15g,21剂,每日1剂,水煎,分2次温服。

2012 年 10 月 27 日九诊。

患者大便稀溏，口干口渴，舌质淡暗苔薄，脉细弦。

处方：初诊方加炒苡仁 15g，芦根 15g，14 剂，每日 1 剂，水煎，分 2 次温服。

2012 年 11 月 17 日十诊。

患者今日查空腹血糖 5.9mmol/L，时有流涕，舌质淡苔薄，脉细。

处方：初诊方加白芷 10g，21 剂，每日 1 剂，水煎，分 2 次温服。

2012 年 12 月 8 日十一诊。

患者稍有流涕，咽痒轻咳，舌质淡红苔薄，脉细弦。

处方：初诊方加红豆杉 15g，挂金灯 6g，白芷 10g，21 剂，每日 1 剂，水煎，分 2 次温服。

2012 年 12 月 29 日十二诊。

患者淋巴结肿大，咽痒轻咳，舌质暗苔薄，脉弦。今日行 CT 示右下肺未见明显小结节病灶。

处方：初诊方加挂金灯 6g，炙射干 10g，猫爪草 15g，21 剂，每日 1 剂，水煎，分 2 次温服。

2013 年 2 月 2 日十三诊。

患者流涕，余无特殊，舌质淡暗苔薄，脉细弦。

处方：初诊方去功劳叶、牡丹皮；加猫爪草 15g，红豆杉 15g，太子参 12g。35 剂，每日 1 剂，水煎，分 2 次温服。

2013 年 3 月 9 日十四诊。

患者月事已临，自觉无明显不适，舌质稍暗苔薄，脉濡细。

处方：初诊方去牡丹皮；加猫爪草 15g，红豆杉 15g，太子参 12g。35 剂，每日 1 剂，水煎，分 2 次温服。

2013 年 4 月 13 日十五诊。

患者时有齿龈疼痛，余无特殊，舌质稍暗苔薄，脉濡细。

处方：初诊方加猫爪草 15g，红豆杉 15g，太子参 12g，21 剂，每日 1 剂，水煎，分 2 次温服。

2013 年 5 月 4 日十六诊。

患者今日行 CT 检查，胸部无异常发现；B 超示右侧腋下淋巴结增大。舌质稍暗苔薄，脉濡细。

处方：十五诊方继服，28 剂，每日 1 剂，水煎，分 2 次温服。

2013 年 6 月 1 日十七诊。

患者咽喉不适，稍有咳嗽，舌质稍暗苔薄，脉细。

处方：初诊方去功劳叶、牡丹皮、防风；加猫爪草 15g，太子参 12g，红豆杉 15g。28 剂，每日 1 剂，水煎，分 2 次温服。

2013 年 6 月 29 日十八诊。

患者稍有咳嗽，咳痰量少，色白，舌质稍暗苔薄，脉濡。

处方：初诊方去牡丹皮、功劳叶；加南沙参 12g，北沙参 12g，平地木 12g，蒸百部 15g。28 剂，每日 1 剂，水煎，分 2 次温服。

2013 年 8 月 3 日十九诊。

患者吹风后头目胀痛，咽中痰滞，齿龈肿痛，舌质暗苔薄，脉细弦。

处方：初诊方去牡丹皮；加南沙参 12g，白芷 10g，红豆杉 15g。28 剂，每日 1 剂，水煎，分 2 次温服。

2013 年 8 月 31 日二十诊。

患者经前双乳胀痛，余无特殊，舌质淡暗苔薄，脉细。

处方：初诊方去牡丹皮、防风、功劳叶；加猫爪草 15g，太子参 12g，红豆杉 15g。21 剂，每日 1 剂，水煎，分 2 次温服。

2013 年 9 月 18 日二十一诊。

患者咽痒轻咳，咳痰量少，舌质稍暗苔薄，脉弦细。患者今查 PLT 79×10^9/L；胆囊可见息肉样病变。

处方：初诊方去牡丹皮、防风、功劳叶；加猫爪草 15g，南沙参 12g，北沙参 12g，挂金灯 6g，红豆杉 15g。28 剂，每日 1 剂，水煎，分 2 次温服。

2013 年 11 月 9 日二十二诊。

患者稍有轻咳，痰少，咽痒，口干，面色少华，舌质淡稍暗苔薄，脉细。

处方：初诊方去牡丹皮、功劳叶；加南沙参 12g，北沙参 12g，猫爪草 15g，红豆杉 15g，平地木 12g。28 剂，每日 1 剂，水煎，分 2 次温服。

按：本案仍以抗癌解毒、软坚散结为主要治疗大法，疗程中无他症需要兼顾处理时，还应加强扶正抗癌等，药如太子参、猫爪草、红豆杉等；二诊起因齿龈疼痛，多次伍用生石膏清泄胃热以止龈痛；疗程中，因时常伴有咽痒轻咳等症状，故加南沙参、北沙参、挂金灯、炙射干等，利咽化痰止咳。

乳　　癌（案27）

杨某，女，55 岁，上海铁路局南京站职员。2012 年 11 月 27 日初诊。

患者 2009 年 2 月因双乳肿块行手术治疗。术后病理示左乳导管内癌伴浸润，中度分化，乳头下方个别导管可见少量癌组织，淋巴结未见转移，右乳结构不良伴囊肿形成，局灶上皮增生。其后，患者每半年复查，未见异常。患者刻下体虚易感，体乏无力，泛恶时作，夜寐欠佳，难以入睡，纳谷尚可，二便尚调，舌质暗苔薄，脉濡细。

辨证：癌毒伤正，肺卫不足，心神不宁。

治法：抗癌解毒，软坚散结，益气固表，宁心安神。

处方：生黄芪 20g，炒白术 12g，防风 12g，白花蛇舌草 15g，天花粉 15g，太子参 12g，合欢花 10g，朱茯神 12g，左牡蛎 20g（先煎），炒枣仁 30g，枸橘李 15g，青皮 10g，莪术 10g，海藻 15g，白毛夏枯草 12g，土鳖虫 6g，7 剂，每日 1 剂，水煎，分 2 次温服。

按：本案患者因双乳肿块而行手术治疗，术后病理示左乳导管内癌伴浸润，癌毒为患无疑。癌毒伤正，肺卫不足，故见体力不佳，体虚易感；阴伤气耗，心神不宁，故夜寐欠佳，难以入睡；胃气不和，故泛恶时作。治疗宜抗癌解毒、软坚散结为主，兼顾益气固表、宁心安神等。初诊方用白花蛇舌草、莪术、海藻、白毛夏枯草、土鳖虫、枸橘李、青皮等，抗癌解毒、软坚散结；生黄芪、太子参、炒白术、天花粉，益气养阴扶正；与防风相伍，走表而御邪，以疗体虚易感；合欢花、朱茯神、左牡蛎、炒枣仁等，养心宁神。

2012 年 12 月 6 日二诊。

患者诸症平稳，夜寐稍安，心胸烦热，舌质淡红苔薄，脉沉。

处方：初诊方加功劳叶 15g，炒山栀 10g，7 剂，每日 1 剂，水煎，分 2 次温服。

2012 年 12 月 13 日三诊。

患者夜寐仍欠安，大便偏干欠畅，舌质稍红苔薄，脉细。

处方：初诊方加黄连 4g，肉桂 2g（后下），炒山栀 10g，14 剂，每日 1 剂，水煎，分 2 次温服。

2012 年 12 月 27 日四诊。

患者入睡仍困难，早醒，便干略缓，气色好转，余无特殊，舌淡红苔薄，脉细弱。

处方：初诊方加夜交藤 25g，决明子 12g，14 剂，每日 1 剂，水煎，分 2 次温服。

2013 年 1 月 17 日五诊。

患者体虚易感缓解，夜寐较前稍安，大便稍干，舌质暗红苔薄，脉濡弱。

处方：初诊方加夜交藤 25g，决明子 12g，鸡血藤 12g，14 剂，每日 1 剂，水煎，分 2 次温服。

2013 年 1 月 31 日六诊。

患者药后体力有增，但唇脱皮，便干，每夜入寐已达 5 小时，舌质淡红苔薄，脉濡。

处方：初诊方加生地黄 12g，玄参 12g，郁李仁 12g，14 剂，每日 1 剂，水煎，分 2 次温服。

2013 年 3 月 7 日七诊。

患者服药第 2 天始腹痛，肠鸣泄泻，停药 3 天后每隔 1 天服药，药后觉口唇脱皮，但夜寐早醒明显缓解，余症尚平，舌质淡苔薄，脉濡。

处方：初诊方加漏芦 12g，生地黄 12g，玄参 10g，7 剂，每日 1 剂，水煎，分 2 次温服。

2013 年 3 月 28 日八诊。

患者自觉服药后鼻咽部有"火气"，夜寐仍欠安，每晚可寐 4~5 小时，易醒，难以再入睡，舌质稍暗苔薄，脉濡。

处方：初诊方加生地黄 12g，猫爪草 15g，夜交藤 25g，14 剂，每日 1 剂，水煎，分 2 次温服。

2013 年 4 月 25 日九诊。

患者夜寐较前稍安，每晚可安睡 5 小时，大便欠成形，气色尚可，体力稍差，舌质稍暗苔薄，脉濡。

处方：初诊方加生地黄 12g，猫爪草 15g，夜交藤 30g，14 剂，每日 1 剂，水煎，分 2 次温服。

2013 年 6 月 27 日十诊。

患者近日外感，现已缓解。药后夜寐尚可，每晚能寐达6小时，烘热，诉体质较前明显好转，但天气变化时仍易外感，咽中痰滞，纳可，二便调，面色少华，舌淡红苔薄，脉濡细。

处方：初诊方加鸡血藤12g，猫爪草15g，八月札15g，功劳叶15g，14剂，每日1剂，水煎，分2次温服。

2013年9月12日十一诊。

患者大便干结欠畅，夜寐5~6小时，时有舌黏膜破溃，纳谷尚可，体力一般，舌质淡暗苔薄，脉弱。

处方：初诊方加鸡血藤12g，决明子12g，生地黄12g，八月札15g，炒山栀10g，14剂，每日1剂，水煎，分2次温服。

2013年10月17日十二诊。

患者药后夜寐稍安，时有腹胀，胸脘灼热，余无特殊，大便干结依然，精神体力尚可，舌质稍暗苔薄，脉濡。

处方：初诊方加白残花6g，郁李仁15g，生地黄12g，14剂，每日1剂，水煎，分2次温服。

按：治疗坚守扶正抗癌主题，病程中结合清热、交通心肾、养阴润肠通便等法以顾及内热、寐差、便干等兼症，惟恐癌毒复作，故另加猫爪草、八月札等，抗癌软坚。

乳　　癌（案28）

黄某，女，50岁，江苏省南京市某银行职员。2012年4月14日初诊。

患者左乳腺癌术后1年，术中曾发现局部转移（腋下淋巴结 1/15），术后化疗 6 个疗程，刻感一切可，舌质暗红苔薄，脉细滑。

辨证：癌毒留滞。

治法：抗癌解毒，佐以扶正。

处方：生黄芪 20g，天花粉 15g，天冬 10g，山慈菇 12g，青皮 10g，土鳖虫 6g，八月札 12g，枸橘李 12g，海藻 15g，白花蛇舌草 15g，炙僵蚕 10g，莪术 10g，漏芦 10g，红豆杉 20g，14 剂，每日 1 剂，水煎，分 2 次温服。

按：本案乳腺癌术后，但术中曾发现局部转移，系癌毒留滞，患者自觉一切尚可，故正虚不显，症情单纯，治疗相对单一。拟方抗癌解毒为主，佐以扶正，以防复作。初诊方用山慈菇、青皮、土鳖虫、八月札、枸橘李、海藻、白花蛇舌草、炙僵蚕、莪术、漏芦、红豆杉等，抗癌解毒、软坚消结；生黄芪、天花粉、天冬，益气养阴、扶正抗癌。

2012 年 5 月 5 日二诊。

患者一切可，惟上肢瘙痒，舌质稍暗苔薄，脉细。

处方：初诊方加露蜂房 10g，苦参 12g，14 剂，每日 1 剂，水煎，分 2 次温服。

2012 年 5 月 19 日三诊。

患者自觉瘙痒阵作，舌质稍暗苔薄，脉细。

处方：初诊方加防风 10g，地肤子 12g，14 剂，每日 1 剂，水煎，分 2 次温服。

2012 年 6 月 9 日四诊。

患者周身烘热时作，舌质暗红苔薄，脉细。患者近日复查生化，血脂较前有降；肿瘤免疫指标正常；胆囊息肉样改变。

处方：初诊方加功劳叶 15g，牡丹皮 10g，露蜂房 10g，地肤子 12g，14 剂，每日 1 剂，水煎，分 2 次温服。

2012 年 6 月 23 日五诊。

患者肤痒时作，稍有烘热，舌质暗苔薄，脉细。

处方：初诊方加功劳叶 15g，地肤子 15g，苦参 12g，生地黄 15g，赤芍 10g，14 剂，每日 1 剂，水煎，分 2 次温服。

2012 年 7 月 7 日六诊。

患者烘热，身热皮损，舌质暗红苔薄，脉细弦。

处方：初诊方加白薇 10g，地肤子 15g，苦参 12g，生地黄 15g，露蜂房 10g，牡丹皮 10g，炙鳖甲 15g（先煎），14 剂，每日 1 剂，水煎，分 2 次温服。

按：患者病情兼夹有二，一则肤疾，二则内热，故加地肤子、苦参、露蜂房等，以疗肤疾；加功劳叶、白薇、生地黄、牡丹皮等，清内热，其中露蜂房与炙鳖甲相伍，尚可加强搜剔癌毒之功。

2012 年 7 月 21 日七诊。

患者一切可，体力稍差，皮损缓解，舌质稍暗苔薄，脉细。

处方：六诊方继服，21 剂，每日 1 剂，水煎，分 2 次温服。

2012 年 8 月 11 日八诊。

患者左上肢轻肿瘙痒，体乏，舌质稍暗苔薄，脉细。

处方：初诊方加露蜂房 10g，苦参 12g，地肤子 12g，鸡血藤 12g，天仙藤 12g，路路通 10g，21 剂，每日 1 剂，水煎，分 2 次温服。

2012 年 9 月 1 日九诊。

患者一切尚可，自觉无明显不适，舌质暗苔薄，脉细。

处方：初诊方加露蜂房 10g，鸡血藤 12g，苦参 12g，路路通 10g，14 剂，每日 1 剂，水煎，分 2 次温服。

2012 年 9 月 15 日十诊。

患者脘部隐痛，舌质稍暗苔薄，脉细弦。近日体检示胆囊息肉样病变、胆固醇升高。

处方：初诊方加露蜂房 10g，鸡血藤 12g，炙鳖甲 15g（先煎），21 剂，每日 1 剂，水煎，分 2 次温服。

2012 年 10 月 6 日十一诊。

患者一切尚可，时有膝痛，舌质淡红苔薄，脉细弦。

处方：初诊方加油松节 15g，露蜂房 10g，炙鳖甲 15g（先煎），14 剂，每日 1 剂，水煎，分 2 次温服。

2012 年 10 月 27 日十二诊。

患者左胸轻痛，夜寐欠安，轻咳无痰，舌质暗苔薄，脉细。

处方：初诊方加南沙参 12g，北沙参 12g，蒸百部 15g，夜交藤 30g，21 剂，每日 1 剂，水煎，分 2 次温服。

2012 年 11 月 17 日十三诊。

患者口溃，舌质暗红苔薄黄，脉细弦。今查血常规示白细胞略低。

处方：初诊方加生蒲黄 10g（包煎），挂金灯 6g，南沙参 12g，北沙参 12g，21 剂，每日 1 剂，水煎，分 2 次温服。

2012 年 12 月 8 日十四诊。

入冬后，患者面部怕冷畏寒，余无特殊不适，舌质淡红苔薄，脉濡。患者前日查 TSH 18.5mU/L。

处方：初诊方加炒当归 10g，桂枝 5g，仙灵脾 10g，21 剂，每日 1 剂，水煎，分 2 次温服。

2012 年 12 月 29 日十五诊。

患者一切可，舌质暗苔薄，脉细。

处方：十四诊方继服。30 剂，每日 1 剂，水煎，分 2 次温服。

2013 年 2 月 2 日十六诊。

患者自觉尚可，夜尿稍频，舌质稍暗苔薄，脉弦滑。

处方：初诊方加炒当归 10g，仙灵脾 10g，菟丝子 12g。30 剂，每日 1 剂，水煎，分 2 次温服。

2013 年 3 月 9 日十七诊。

脘部隐痛，舌质淡红苔薄，脉细弦。患者近日复检，发现右侧腋下淋巴结略增大。

处方：初诊方加炒当归 10g，制丹参 15g，功劳叶 15g。30 剂，每日 1 剂，水煎，分 2 次温服。

2013 年 4 月 13 日十八诊。

患者稍有噫气，舌质暗红，苔中根薄黄，微腻，脉细弦。

处方：初诊方加制丹参 15g，苏梗 10g，21 剂，每日 1 剂，水煎，分 2 次温服。

2013 年 5 月 4 日十九诊。

患者自觉内热，舌质稍红苔中根微黄，脉细弦。近日行胃镜检查示慢性浅表活动性胃炎伴糜烂，Hp 阳性；血常规示白细胞略低。

处方：初诊方加百合 15g，蒲公英 15g，功劳叶 15g，28 剂，每日 1 剂，水煎，分 2 次温服。

2013 年 6 月 1 日二十诊。

患者近感体乏，少汗，烘热，噫气，舌质稍暗苔薄，脉细弦。

处方：初诊方加功劳叶 15g，白薇 10g，蒲公英 15g，陈皮 12g，28 剂，每日 1 剂，水煎，分 2 次温服。

2013 年 6 月 29 日二十一诊。

患者烘热略减，纳谷欠馨，舌质稍暗苔薄，脉细弦。

处方：初诊方加功劳叶 15g，牡丹皮 10g，陈皮 12g，砂仁 6g（后下），28 剂，每日 1 剂，水煎，分 2 次温服。

2013 年 8 月 3 日二十二诊。

患者诉一切尚可，四肢骨节疼痛，舌质暗苔薄，脉细弦。

处方：初诊方加牡丹皮 10g，油松节 15g，姜黄 10g，28 剂，每日 1 剂，水煎，分 2 次温服。

2013 年 8 月 31 日二十三诊。

患者近况尚平,手指关节疼痛变形,膝痛,舌质稍暗苔薄,脉细弦。

处方:初诊方加露蜂房 10g,炙桑枝 15g,油松节 15g,秦艽 10g,28 剂,每日 1 剂,水煎,分 2 次温服。

2013 年 9 月 28 日二十四诊。

患者自觉一切尚可,舌质稍暗苔薄,脉濡。近日体检示血脂偏高;肿瘤免疫指标正常;右乳小叶轻度增生,胆囊息肉样病变。

处方:初诊方加功劳叶 15g,露蜂房 10g,秦艽 10g,28 剂,每日 1 剂,水煎,分 2 次温服。

2013 年 11 月 9 日二十五诊。

患者近况尚平,手指骨节疼痛已缓,时有脘部不适,稍有噫气,舌质稍暗苔薄,脉濡。

处方:初诊方加制南星 8g,秦艽 10g,陈皮 12g,28 剂,每日 1 剂,水煎,分 2 次温服。

按: 本案治疗仍以抗癌解毒为主,并贯穿全程。二十二诊后,因发现手指关节疼痛变形等症,故主方中合入油松节、姜黄、炙桑枝、秦艽、制南星等祛风通络、活血止痛之品。

宫 颈 癌(案29)

孙某,女,48 岁,江苏省南京市家庭妇女。2012 年 9 月 22 日初诊。

患者 2005 年因宫颈癌而行切除术，随后多次放疗导致放射性肠炎、肠梗阻。患者刻下食后脐上疼痛，或泛恶呕吐，舌质暗苔薄，脉细。

辨证：肠腑气血瘀滞，失于通降。

治法：理气化瘀，降逆安中。

处方：柴胡 5g，炒枳实 10g，九香虫 6g，莪术 10g，沉香 6g（后下），川厚朴 6g，制丹参 15g，生山楂 15g，14 剂，每日 1 剂，水煎，分 2 次温服。

按：患者放疗而导致放射性肠炎、肠梗阻，刻诊时症见食后脐上疼痛，或泛恶呕吐等，此为肠腑受创，气血瘀滞，气机不利，失于通降所致。患者宫颈癌切除术至今已达 7 年，病情平稳，故癌毒已非主因，而放射性肠炎、肠梗阻之损伤当是现阶段治疗主题。初诊方用柴胡、炒枳实，疏肝理气；九香虫、莪术、制丹参、生山楂等，活血软坚、消积止痛；沉香、川厚朴，降逆下气、通利腑气。

2012 年 10 月 6 日二诊。

患者药后脐上疼痛稍缓，呕吐未作，舌质稍暗苔薄微黄，脉濡。

处方：初诊方加陈皮 12g，炒白术 12g，制大黄 10g，14 剂，每日 1 剂，水煎，分 2 次温服。

2012 年 10 月 20 日三诊。

患者脐上疼痛明显缓解，纳谷有增，腹中气窜，烘热汗出，舌苔薄，花剥，脉细。

处方：初诊方加制大黄 10g，陈皮 12g，炒白术 12g，功劳叶 15g，14 剂，每日 1 剂，水煎，分 2 次温服。

2012 年 11 月 9 日四诊。

患者症情大缓，曾因饮食不当而出现脐上短时疼痛，舌苔薄，稍有花剥，脉细。

处方：三诊方继服，14 剂，每日 1 剂，水煎，分 2 次温服。

2012 年 11 月 24 日五诊。

患者诉症情平稳，自觉无明显不适，苔薄，稍有花剥，脉细。

处方：三诊方继服，21 剂，每日 1 剂，水煎，分 2 次温服。

2012 年 12 月 15 日六诊。

患者午餐后脘部作胀，未见腹痛呕吐，舌质暗苔薄黄微腻，脉弦滑。

处方：初诊方加制大黄 10g，陈皮 12g，生白术 15g，21 剂，每日 1 剂，水煎，分 2 次温服。

2013 年 1 月 19 日七诊。

患者仍脐上疼痛，程度较剧，纳少，舌质暗苔薄微黄，脉沉。

处方：初诊方去生山楂；加陈皮 12g，砂仁 6g（后下），制大黄 10g。14 剂，每日 1 剂，水煎，分 2 次温服。

2013 年 2 月 2 日八诊。

患者症情平稳，便干，舌质暗苔薄微黄，脉细沉。

处方：初诊方加郁李仁 12g，蜣螂虫 2 只，制大黄 10g，28 剂，每 2 日 1 剂，水煎，分 2 次温服。

按：蜣螂虫入络搜剔而消坚，善治消化道癌性梗阻，故伍入方中；前诊合入制大黄，意在活血通腑。

2013 年 3 月 16 日九诊。

患者食后脐上不适，压之轻痛，舌质暗苔薄微黄，脉沉。血压 110/85mmHg。

处方：初诊方加郁李仁 12g，蜣螂虫 2 只，制大黄 10g，生白术 15g，14 剂，每日 1 剂，水煎，分 2 次温服。

2013 年 3 月 30 日十诊。

患者食后脐上时有不适，未见明显腹痛，舌质暗苔薄，脉细。

处方：九诊方继服，14 剂，每 2 日 1 剂，水煎，分 2 次温服。

2013 年 5 月 18 日十一诊。

患者脐上轻痛，舌质暗苔薄，脉细。

处方：初诊方加郁李仁 12g，蜣螂虫 2 只，生白术 15g，14 剂，每 2 日 1 剂，水煎，分 2 次温服。

按："六腑以通为用""通则不痛"，以上所入三味，意在通腑为主，间接疗痛、止呕。其中郁李仁润肠通腑，蜣螂虫入络搜剔、导滞通腑，生白术补气润肠以通腑。

2013 年 6 月 15 日十二诊。

患者腹痛尚缓，大便欠畅，烘热阵作，汗出，溲赤且疼痛时作，舌质淡红苔薄，脉细弦。

处方：初诊方加郁李仁 12g，蜣螂虫 2 只，生白术 15g，功劳叶 15g，车前子 12g（包煎），马鞭草 12g，14 剂，每 2 日 1 剂，水煎，分2次温服。

2013年7月20日十三诊。

患者食后脐上或胀或痛，大便偏干，舌质淡暗苔薄，脉细弦。

处方：十二诊方继服，21剂，每2日1剂，水煎，分2次温服。

2013年9月21日十四诊。

患者时有脐周疼痛，大便畅，舌质偏淡苔薄，脉细。

处方：十二诊方继服，21剂，每2日1剂，水煎，分2次温服。

2013年11月23日十五诊。

患者脐上疼痛，体乏，泛恶，舌质淡红苔薄，脉细弦。

处方：初诊方加蜣螂虫2只，郁李仁12g，生白术15g，21剂，每2日1剂，水煎，分2次温服。

2014年1月25日十六诊。

患者夜寐欠安，脐上轻痛，食难消化食物易发作，舌质暗苔薄黄，脉细。

处方：初诊方加蜣螂虫2只，郁李仁12g，生白术15g，合欢皮12g，21剂，每2日1剂，水煎，分2次温服。

按：本案实为辨治放射性肠炎、肠梗阻，此刻因癌毒已非主因，加之正虚不显，故扶正抗癌解毒并非治疗主法。

T细胞淋巴瘤（案30）

孔某，男，43岁，江苏省南京市郊区农民。2013年8月31

日初诊。

患者素患红皮病，周身皮肤红赤、瘙痒、干燥、脱屑，间有暗紫。2011年11月患者诊为外周T细胞淋巴瘤Ⅳ期A组（Sezary综合征），后经多次化疗皮损加重。查体周身淋巴结明显肿大，尤以腋下、腹股沟等部位为显，纳谷量少，周身酸胀紧张，体力尚可，舌质暗苔薄，脉弦滑。CT示纵隔内肿块直径达16cm。

辨证：癌毒痰瘀潜入血分，蕴热伤津。

治法：抗癌解毒，化瘀软坚，凉血生津。

处方：水牛角15g（先煎），生地黄12g，赤芍10g，牡丹皮10g，凌霄花10g，紫草10g，炙僵蚕10g，地肤子12g，苦参12g，白花蛇舌草15g，炙鳖甲15g（先煎），漏芦12g，紫地丁15g，玄参10g，露蜂房10g，陈皮12g，炒白术12g，砂仁6g（后下），7剂，每日1剂，水煎，分2次温服。

按：本案周身肌肤红赤、瘙痒、干燥、脱屑等，系热毒潜入血分，蕴热伤津；2年前患者查为T细胞淋巴瘤，此后癌毒走注侵袭弥散，故其周身淋巴结肿大，机体酸胀紧张；患者纳谷量少，脾胃轻伤。治可分两途，一则凉血化瘀生津，以疗肤疾；二则抗癌解毒、化瘀软坚，以治癌毒痰瘀肿结。初诊方用水牛角、生地黄、赤芍、牡丹皮、凌霄花、紫草、地肤子、苦参等，凉血化瘀、祛风止痒；炙僵蚕、白花蛇舌草、炙鳖甲、漏芦、紫地丁、玄参、露蜂房等，抗癌解毒、软坚消肿；陈皮、炒白术、砂仁，健脾和中，既防苦寒与克伐伤中，又疗已伤中气。

2013年9月7日二诊。

患者药后症情平稳，但机体有挛急牵制感，舌质淡红苔薄，脉细弦。

处方：初诊方加伸筋草 15g，21 剂，每日 1 剂，水煎，分 2
次温服。

2013 年 9 月 28 日三诊。

患者皮肤红赤、干燥、瘙痒明显，余症同前，舌质淡红苔薄，
脉弦滑。

处方：初诊方加生首乌 15g，天冬 10g，苍耳草 12g，14 剂，
每日 1 剂，水煎，分 2 次温服。

2013 年 10 月 12 日四诊。

患者瘙痒与脱屑较前好转，目睛黄染，舌质淡红苔薄，脉弦。

处方：初诊方加生首乌 15g，天冬 10g，茵陈 15g，14 剂，
每日 1 剂，水煎，分 2 次温服。

2013 年 10 月 26 日五诊。

患者近日外感，流少量黄涕，肤痒，红赤，舌质淡红苔厚，
脉弦滑。

处方：初诊方加连翘 10g，防风 10g，白芷 10g，7 剂，每日
1 剂，水煎，分 2 次温服。

2013 年 11 月 2 日六诊。

患者肌肤灼热、瘙痒、干燥，夜寐欠安，舌质稍红苔薄，
脉弦滑。

处方：初诊方加秦艽 10g，知母 10g，生首乌 15g，天冬
10g，夜交藤 30g，14 剂，每日 1 剂，水煎，分 2 次温服。

2013 年 11 月 16 日七诊。

患者症情平稳，纳谷欠馨，皮肤轻痒，干燥，黄昏时畏寒，但机体挛急牵制感明显缓解，可轻松活动，舌质稍暗苔厚，脉细弦。

处方：初诊方去苦参、紫地丁；加生首乌 15g，天冬 10g，制黄精 12g，石斛 15g。14 剂，每日 1 剂，水煎，分 2 次温服。

2013 年 11 月 30 日八诊。

患者微怕冷，皮肤稍干，舌质淡红苔薄，脉弦滑。

处方：初诊方加伸筋草 15g，川芎 10g，生首乌 15g，石斛 15g，天冬 10g，天花粉 15g，21 剂，每日 1 剂，水煎，分 2 次温服。

2013 年 12 月 21 日九诊。

患者遇热肤痒，自觉周身淋巴结有明显变软与缩小之势，尤以腹股沟部位的肿块缩小为显，夜卧怕冷，舌质稍暗苔薄，脉弦滑。

处方：初诊方加土鳖虫 6g，山慈菇 15g，14 剂，每日 1 剂，水煎，分 2 次温服。

按：疗程中谨沿病机路线，曾多次加强清热养阴生津之品，药如秦艽、知母、天花粉、生首乌、制黄精、天冬、石斛等，以疗肤赤干燥，其中天花粉、天冬又兼抗癌消肿之效；九诊时自觉周身淋巴结有明显变软与缩小之势，故再入土鳖虫、山慈菇，加强抗癌消肿，巩固疗效。

绒毛膜上皮癌（案31）

陈某，女，42 岁，江苏省南京市郊区家庭妇女。2012 年 4 月 7 日初诊。

患者 2010 年 5 月 13 日因疑为异位妊娠而行剖腹探查术，术中见右输卵管间质部增粗包块，手术切除后病理检查提示右输卵管间质部妊娠伴绒毛滋养叶上皮高度异型增生，出血坏死，部分滋养叶上皮侵入平滑肌中，其中见少量疑似胎盘绒毛鬼影。患者经会诊确诊为绒毛膜上皮癌。患者近觉小腹作胀，寐差，乳腺小叶增生，颌下淋巴结作痛，舌质淡红苔薄，脉濡。

辨证：癌毒滞留，痰瘀痹阻，耗伤正气。

治法：抗癌解毒，化痰软坚，佐以扶正。

处方：白毛夏枯草 15g，青皮 12g，炙鳖甲 15g（先煎），白花蛇舌草 15g，牡蛎 20g（先煎），炙僵蚕 10g，海藻 15g，山慈菇 15g，漏芦 12g，朱茯神 12g，夜交藤 30g，土鳖虫 6g，生黄芪 20g，天花粉 15g，陈皮 12g，砂仁 6g（后下），14 剂，每日 1 剂，水煎，分 2 次温服。

按：患者术后近 2 年，痰瘀痹阻，经脉不畅，气机不利，故见小腹作胀、乳腺小叶增生、颌下淋巴结作痛等；癌毒伤正，血不荣心，故见寐差。治以抗癌解毒、软坚消结为主，兼以扶正。初诊方用白毛夏枯草、青皮、炙鳖甲、白花蛇舌草、牡蛎、炙僵蚕、海藻、山慈菇、漏芦、土鳖虫等，抗癌解毒、化痰软坚，组成处方主流；生黄芪、天花粉，益气养阴补正；朱茯神、夜交藤，宁心安神，兼治寐差；陈皮、砂仁，运脾和中助纳。

2012 年 4 月 21 日二诊。

患者稍有头昏，小腹作胀，咽痒咳嗽，舌质淡红苔薄，脉濡。

处方：初诊方加挂金灯 6g，14 剂，每日 1 剂，水煎，分 2 次温服。

2012 年 5 月 5 日三诊。

患者咽中有涩刺感，小腹作胀，颌下淋巴结疼痛已止，舌质稍暗苔薄，脉细弦。

处方：初诊方加玄参 12g，14 剂，每日 1 剂，水煎，分 2 次温服。

2012 年 5 月 26 日四诊。

患者咽中有异物感，轻咳，乳腺小叶增生，小腹作胀，舌质淡红苔薄，脉沉。

处方：初诊方加玄参 10g，挂金灯 6g，南沙参 12g，北沙参 12g，14 剂，每日 1 剂，水煎，分 2 次温服。

2012 年 6 月 30 日五诊。

患者右颌下作痛，甲状腺 B 超检查示甲状腺左右实性，可见小结节，乳房胀痛好转，舌质淡红苔薄，脉细弦。

处方：初诊方加玄参 12g，橘核 12g，14 剂，每日 1 剂，水煎，分 2 次温服。

2012 年 7 月 14 剂六诊。

患者右耳下疼痛较剧，舌质淡红苔薄，脉濡。

处方：初诊方加川芎 10g，制乳香 6g，14 剂，每日 1 剂，水煎，分 2 次温服。

2012 年 7 月 28 日七诊。

患者耳下疼痛已减，右侧腹轻胀，舌质淡红苔薄，脉濡。

处方：初诊方加香附 10g，枸橘李 12g，14 剂，每日 1 剂，水煎，分 2 次温服。

2012 年 8 月 11 日八诊。

患者头昏较剧，小腹作胀，舌质淡红苔薄，脉细弦。

处方：初诊方加乌药 6g，天麻 12g，香附 10g，21 剂，每日 1 剂，水煎，分 2 次温服。

2012 年 9 月 8 日九诊。

患者头昏已平，时而小腹作胀，舌质淡红苔薄，脉濡。

处方：初诊方去朱茯神、夜交藤；加天麻 10g，香附 10g，乌药 6g，枸橘李 12g。21 剂，每日 1 剂，水煎，分 2 次温服。

2012 年 10 月 13 日十诊。

患者咽痒咳嗽，双乳肿痛，近期有上呼吸道感染病史，小腹胀痛好转，舌质淡红苔薄，脉濡。

处方：初诊方加玄参 12g，枸橘李 12g，14 剂，每日 1 剂，水煎，分 2 次温服。

2012 年 12 月 1 日十一诊。

患者右侧腹作胀，手指红赤，稍肿，舌质淡红苔薄，脉细弦。

处方：初诊方去朱茯神、夜交藤；加煨木香 10g，忍冬藤 12g，炙桑枝 15g。21 剂，每日 1 剂，水煎，分 2 次温服。

2013 年 1 月 19 日十二诊。

患者右侧腹及左侧少腹部作胀，双膝疼痛，舌质淡红苔薄，脉濡。

处方：初诊方去朱茯神、夜交藤；加煨木香 10g，乌药 6g，油松节 15g，独活 15g，忍冬藤 15g。21 剂，每日 1 剂，水煎，分 2 次温服。

2013 年 3 月 2 日十三诊。

患者有时仍觉乳痛，少腹及膝关节疼痛，舌质淡红苔薄，脉细弦。

处方：初诊方去朱茯神、夜交藤；加制乳香 6g，油松节 15g，独活 15g，延胡索 10g。14 剂，每日 1 剂，水煎，分 2 次温服。

2013 年 3 月 16 日十四诊。

患者诸症均缓，咽痒呛咳，舌质淡红苔薄，脉细弦。

处方：初诊方去朱茯神、夜交藤；加制乳香 6g，油松节 15g，延胡索 12g，南沙参 12g，北沙参 12g，玄参 12g。14 剂，每日 1 剂，水煎，分 2 次温服。

2013 年 4 月 6 日十五诊。

患者背部及右胁作胀，经期左乳外侧胀痛，舌质淡苔薄，脉濡。

处方：初诊方去朱茯神、夜交藤；加香附 10g，姜黄 10g，川芎 10g。21 剂，每日 1 剂，水煎，分 2 次温服。

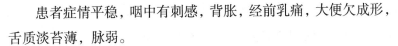

2013年5月4日十六诊。

患者症情平稳，咽中有刺感，背胀，经前乳痛，大便欠成形，舌质淡苔薄，脉弱。

处方：初诊方去朱茯神、夜交藤；加香附10g，川芎10g，炒苡仁15g。21剂，每日1剂，水煎，分2次温服。

2013年6月1日十七诊。

患者右胁稍胀，双颌下作胀，舌质稍暗苔薄，脉细。

处方：初诊方去朱茯神、夜交藤；加香附10g，川芎10g，炒苡仁15g。14剂，每日1剂，水煎，分2次温服。

2013年6月22日十八诊。

患者近查双侧甲状腺B超见低回声团块，最大约8.4mm×6.0mm，自觉颈前与右胁部位作胀，舌质淡红苔薄，脉细弦。

处方：初诊方去朱茯神、夜交藤；加香附10g，川芎10g，炒苡仁15g，莪术10g。14剂，每日1剂，水煎，分2次温服。

2013年7月27日十九诊。

患者双膝疼痛明显，呈刺痛，时而左侧少腹作胀，面色少华，舌质暗苔薄，脉濡。

处方：初诊方去朱茯神、夜交藤；加油松节15g，制乳香6g，独活15g，鸡血藤12g。14剂，每日1剂，水煎，分2次温服。

2013年9月7日二十诊。

患者近日腹部B超查示胆囊微小息肉样病变，咽部不适，舌质淡红苔薄，脉濡。

处方：初诊方去朱茯神、夜交藤；加油松节 15g，制乳香 6g。14 剂，每日 1 剂，水煎，分 2 次温服。

2013 年 10 月 5 日二十一诊。

患者右侧腹稍胀，咽中不适，肩胀，舌质淡红苔薄，脉濡细。

处方：初诊方去朱茯神、夜交藤；加羌活 15g。21 剂，每日 1 剂，水煎，分 2 次温服。

2013 年 12 月 14 日二十二诊。

患者近日行腹部 B 超检查，示胆囊微小息肉样病变；甲状腺 B 超检查报告甲状腺左右叶团块回声减弱。患者自觉颈项部不适，轻咳，右胁作胀，左乳下胀痛，面色少华，面部可见色素沉着，舌质淡红苔薄，脉濡细。

处方：初诊方加炒当归 10g，鸡血藤 12g，延胡索 10g，21 剂，每日 1 剂，水煎，分 2 次温服。

按：本案以抗癌解毒为主法，结合补正、运脾等，疗程中随机应变，涉及利咽润肺、平肝息风、活血止痛、祛风通络等，但始终未离抗癌主题。